バイオメカニクス入門

工学博士 林 紘三郎 著

コロナ社

まえがき

　工学と医学・生物学とが共通・共有する学問・研究の分野を生体医工学などと呼ぶ。バイオメカニクスは，生体医工学の中で最も重要な分野の一つであって，機械系工学と医学・生物学との融合領域である。これは，機械工学の基盤である力学をもとに，生体の"はたらき"や"しくみ"（機能）と"かたち"（構造・形態）を解析したり，その結果を医学・生物学や工学へ応用したりする学問・研究分野である。生体では，からだ全体やその一部，からだ内部の臓器・器官，さらにはこれを構成する組織・細胞などの素材のいずれにも絶えず力が作用するとともに，これらの機能や構造・形態は力の影響を受け，力学的法則の支配下にある。したがって，力学的な観点・立場から生体を取り扱うバイオメカニクスは，医学・生物学にとって非常に重要である。

　バイオメカニクスが学問・研究の一分野として認識され始めたのは40～50年前である。著者がこの分野の研究を始めた約40年前には，我が国ではこの分野の名称も内容もほとんど知られていなかった。しかしながら，欧米における急速な発展に伴って，我が国においてもその重要性が，ゆっくりではあるがしだいに認識されるようになってきた。

　そして，理工学系や医学系の学部や大学院で，バイオメカニクスあるいは関連する科目の講義が行われ始めるとともに，多くの機械工学系の学科にはこの領域の研究室ができるようになってきた。さらに，一部の国立大学大学院には生体医工学系の専攻や研究科が設置され始めるとともに，生体医工学分野やバイオメカニクス領域の研究者や技術者が急速に増えてきた。

　バイオメカニクスが比較的新しく，成熟過程にあったこともあって，かつては講義に使える適当な教科書がなかった。このような状況を考えて，約10年前に「バイオメカニクス（コロナ社刊）」と題する拙著を刊行し，多くの学生

や研究者に利用して頂いてきた。また，その3年前には，「生体機械工学（日本機械学会刊）」が発刊され，バイオメカニクスを基盤とする生体医工学の教育に利用されてきた。

　ここ数年の間に，一部の私立大学に生体医工学科や同様な名称の学科が開設されて学部教育も始まり，バイオメカニクスも重要な科目の一つとして学部学生に講じられるようになってきた。上記の書籍「バイオメカニクス」はもともと大学院生や研究者を対象に書かれたものであって，力学を履修した機械工学系学科の高学年の学生には使えるものの，低学年の学部学生や力学を学んでいない学生にはやや難しい内容であった。実際に，多くの生体医工学科などでは，力学の基礎を十分には学んでいない学生もバイオメカニクスの授業を受けている。バイオメカニクスの概要だけを学ぶにしても，一般力学，材料力学，流体力学などの基礎力学の知識が不可欠であることから，これら力学の基礎的事項を説明したのちに，本題であるバイオメカニクスを取り上げた教科書の必要性を強く感じてきた。これが，本書を刊行した理由である。

　本書では，力学の基礎となる一般力学と単位について簡単に説明したのち，章ごとに応用力学の基本である四つの力学，すなわち材料力学，流体力学，熱力学，構造力学に関わる生体の現象や問題について解説している。そして，これまで力学を学んでいない学生にもバイオメカニクスが理解できるように，いずれの章でも最初に各力学の基礎的事項をわかりやすく説明している。また，生体や医療に関わる身近な例をできるだけ多く取り上げ，この領域に興味がもてるように工夫したつもりである。これらの例の多くは上記の書籍「バイオメカニクス」でも取り上げたものであるので，より詳しく学びたい場合にはこの書籍を参考にして欲しい。

　本書が，バイオメカニクスの導入的教科書として利用され，この分野の理解と発展のためにいささかなりともお役に立つことになれば幸いである。

2013年2月

林　紘三郎

目　　　次

1──バイオメカニクスの概要

1.1　バイオメカニクスとは……………………………………………………1
1.2　バイオメカニクスの意義…………………………………………………3
1.3　バイオメカニクスの領域…………………………………………………4
1.4　バイオメカニクスに関連する分野………………………………………7
1.5　古い時代のバイオメカニクス……………………………………………8
1.6　現代におけるバイオメカニクスの発展…………………………………15
参　考　文　献…………………………………………………………………17

2──基　礎　力　学

2.1　質　点　の　力　学………………………………………………………19
　　2.1.1　ベクトルとスカラー………………………………………………19
　　2.1.2　速度と加速度………………………………………………………20
　　2.1.3　質　量　と　重　量………………………………………………21
　　2.1.4　ニュートンの運動法則……………………………………………21
　　2.1.5　放　物　運　動……………………………………………………22
　　2.1.6　振　　　　　動……………………………………………………26
　　2.1.7　仕事とエネルギー…………………………………………………30
2.2　剛　体　の　力　学………………………………………………………32
　　2.2.1　力のつり合い………………………………………………………33

2.2.2　モーメントのつり合い……………………………………… 34
　　2.2.3　重　　心…………………………………………………… 35
　　2.2.4　剛体の運動………………………………………………… 36
　2.3　単　　　位……………………………………………………… 39
　演　習　問　題……………………………………………………… 43

3. 生体組織の構造と組成

3.1　生体硬組織の構造………………………………………………… 44
3.2　生体軟組織の構造………………………………………………… 47
3.3　細胞の構造………………………………………………………… 54
参　考　文　献………………………………………………………… 56

4. 生体組織・細胞の力学特性

4.1　材料・固体力学の基礎…………………………………………… 57
　　4.1.1　応力とひずみ………………………………………………… 58
　　4.1.2　応力とひずみの関係………………………………………… 62
　　4.1.3　粘弾性モデル………………………………………………… 68
　　4.1.4　薄肉円筒, 薄肉球殻の壁応力……………………………… 72
4.2　生体組織・細胞の力学試験方法………………………………… 74
　　4.2.1　生体組織の力学試験方法…………………………………… 74
　　4.2.2　細胞の力学試験方法………………………………………… 78
4.3　生体組織力学特性の特徴………………………………………… 81
　　4.3.1　不　均　質　性……………………………………………… 81
　　4.3.2　異　方　性…………………………………………………… 82
　　4.3.3　非線形大変形………………………………………………… 83
　　4.3.4　非　圧　縮　性……………………………………………… 84
　　4.3.5　粘　　弾　　性……………………………………………… 85

4.4　生体硬組織の力学特性	85
4.5　生体軟組織の力学特性	87
4.5.1　単軸（1軸）応力-ひずみ関係	87
4.5.2　多軸特性	89
4.6　細胞・生体線維の力学特性	94
参考文献	99
演習問題	101

5 ── 生体における流れ現象

5.1　流体力学の基礎	102
5.1.1　流体の基本的性質	102
5.1.2　圧力	104
5.1.3　パスカルの原理	106
5.1.4　アルキメデスの原理	108
5.1.5　流れの種類	109
5.1.6　レイノルズ数	110
5.1.7　連続の式	111
5.1.8　ベルヌーイの定理	112
5.2　生体に関わる流れ	115
5.2.1　血液	115
5.2.2　血圧	117
5.2.3　大動脈内の血液流れ	118
5.2.4　動脈内血流のレイノルズ数	120
5.2.5　ベルヌーイの定理の応用―輸液バッグ	121
5.2.6　ポアズイユの法則	122
5.2.7　動脈の壁せん断応力	125
5.2.8　動脈硬化と血流	127
参考文献	131
演習問題	132

6 ── 生体における熱に関わる現象

- 6.1 熱力学の基礎 …………………………………………………… 134
  - 6.1.1 温　　　度 …………………………………………… 134
  - 6.1.2 　熱　 …………………………………………………… 135
- 6.2 熱力学の法則 …………………………………………………… 140
  - 6.2.1 熱力学の基本的法則 …………………………………… 140
  - 6.2.2 気体の状態式 …………………………………………… 141
- 6.3 生体の熱と温度 ………………………………………………… 142
- 6.4 温度・熱が生体に及ぼす影響 ………………………………… 144
  - 6.4.1 体温が生体に及ぼす影響 ……………………………… 144
  - 6.4.2 温度が細胞に及ぼす影響 ……………………………… 145
  - 6.4.3 温度が組織に及ぼす影響 ……………………………… 146
- 参 考 文 献 ………………………………………………………… 149
- 演 習 問 題 ………………………………………………………… 149

7 ── からだの力学

- 7.1 骨格筋の機能 …………………………………………………… 151
- 7.2 力の見積もり …………………………………………………… 152
- 7.3 リンク機構 ……………………………………………………… 153
- 参 考 文 献 ………………………………………………………… 157
- 演 習 問 題 ………………………………………………………… 157

演習問題解答 …………………………………………………… 158
索　　　引 ……………………………………………………… 163

バイオメカニクスの概要

　生体には，からだ全体でもその内部でもつねに力が作用しており，それらの機能や構造は作用する力の影響を受けるとともに，力に対して反応する。また，からだや内臓の多くは運動するので，この点でも生体は力と密接に関わる。

　バイオメカニクスは，力学をもとに生体のはたらき（機能や動作）とかたち（形態や構造）を解析したり，その結果を医学・生物学や工学などの種々の問題の解決や，新しい手法や技術の開発などに応用する融合的な学問，研究領域である。本章では，バイオメカニクスの概要，意義，領域，歴史などについて述べる。

1.1　バイオメカニクスとは

　筋力トレーニングをすると筋肉が厚くなる。あまり大きな力が作用すると骨折する。骨折したとき，かつては骨折部をギプスで完全に固定して，骨がつながるまで力をかけないようにしていたが，いまでは治療後の早い時期から運動して，骨に積極的に力を作用させる。また，家庭でも簡単に測ることができる血圧は，血管や心臓の中の血液の圧力であり，圧力はその字が示すとおり力である。これらはいずれも力がからんだ話であり，力は我々のからだと密接に関係するとともに，大きな影響を与えることを示している。

　力を考えに入れて，生体のかたち（形態，構造）とはたらき（動作，機能）を調べたり，得られた結果を応用する分野を**バイオメカニクス**（biomechanics）と呼んでいる。この名前は，生物，生命を意味する「バイオ（bio）」

と，力学を表す「メカニクス（mechanics）」とを組み合わせて作られている。

バイオメカニクスが日本に紹介されたのちしばらくの間は，生物力学[1]† や生体力学[2] などの日本語名に訳して使われたが，その後は英語をそのまま読んだ「バイオメカニクス」が広く使われている[3]〜[5]。「バイオメカニクス」を見出し語として収録している国語辞典は見当たらないようであるが，「Biomechanics」を見出し語に取り上げている英和辞典（例：リーダーズ英和辞典〔研究社〕）や欧米の辞書は多い。

力学はその字が示すとおり，力（ちから）を扱う学問であり，一見すると生物，生体からは非常に遠い感じがする。理科は物理（学），化学，生物（学），地学などに分類されており，力学が中心である「物理（学）」と力学からは遠い「生物（学）」とはほとんど関連がない分野のように見られてきた。

しかしながら，始めに述べたように生体にはいろいろな力が作用しており，そのはたらきの多くは力と密接に関係することから，生物にとって力学は非常に重要なのである。最も身近にある一般的で代表的な力は重力である。ふだんはあまり意識しないけれど，地上で生活する我々のからだにはつねに重力が働いている。また，重力の他にも，からだ全体やからだの各部にはいろいろな力が作用している。そして，生体の形や構造，サイズには重力を含むいろいろな力が大きな影響を与えているし，そのはたらき，機能は作用する力と密接な関係にある。

それでは，バイオメカニクスの分野で使われる力学とは何を指すのだろうか？ 力学には，見方，考え方によっていくつかの分け方がある。例えば，基礎力学（basic mechanics, fundamental mechanics）と応用力学（applied mechanics）や，理論力学（theoretical mechanics）と実験力学（experimental mechanics）などに分けることができる。また，動きがあるかないかによって，静力学（statics），動力学（dynamics），運動学（kinematics）に分けることもできる。

---

† 肩付き数字は章末の参考文献番号を表す。

さらに，取り扱う対象によって，材料や固体を扱う**材料力学**（strength of materials）あるいは**固体力学**（solid mechanics），流れを扱う**流体力学**（fluid mechanics），熱に関係する**熱力学**（thermodynamics），いろいろな材料や部品（部材）が組み合わさったもの（構造物，構造体）を対象とする**構造力学**（structural mechanics）などにも分けることができる．工学や工業ではこのように分類される力学が広く使われている．特に，総合工学として我々の生活にとって非常に重要な機械工学は，これら四つの力学を基礎としている．これと同様に，これら四つの力学はバイオメカニクスの基盤になっている．

1.2　バイオメカニクスの意義

　バイオメカニクスは，力学を使ってからだ全体やからだの一部のかたちとはたらきを調べ，得られた結果を応用する分野である．力学をもとに生体の構造や機能を正しく理解すれば，いきもの（生命体）の本質に迫ることができるし，病気のメカニズムを明らかにするための大きな助けになる．さらに，病気を予防するためのヒントを得ることもできる．

　また，手術後など病気の治療のあとに病床に長くとどまる場合や，微小重力や無重力にさらされる場合など，からだに作用する力が少なくなったりなくなったときに，からだがどのような反応するのかを知ることができる．一方では，運動などによってからだに大きな力が作用する場合など，力に対するからだの反応を知ることもできるし，適度な運動とは何かを知ることもできる．さらには，医学診断と治療，健康の維持，体力の強化などにも役立つ．

　また，生体は非常に長い時間をかけて自然淘汰と進化を繰り返しながら，現在の形や機能をもつように改良され，完成された一種の機械である．このようにうまく作られている生体の構造と機能に関する正しい知識は，新しい工学・工業技術の開発に大いに役立つのではないかと考えられている．

1.3 バイオメカニクスの領域

バイオメカニクスの分野は非常に広いが，取り扱う対象によってつぎの四つに分けることができる．

(1) 生体を構成する素材（コラーゲンなどのタンパク質や細胞など），組織（皮膚や骨など），器官（心臓や関節など）などの構造と機能を対象とするバイオメカニクス

(2) 生体組織などにはあまり深くは立ち入らないで，例えば腕や下肢などヒトのからだの一部や，からだ全体の力学的仕組みを対象とするバイオメカニクス

(3) 体育やスポーツ，作業などを対象として，ヒトの運動や動作などを取り扱うバイオメカニクス

(4) 動物の運動や，植物のかたちや構造など，広く動物や植物を対象とするバイオメカニクス

これらのうち主として（1）はからだの内部の，（3）はヒトのからだ全体のバイオメカニクスで，（2）はこれら二つの間と見ることができる．また，（1）は生命科学や基礎医学，臨床医学と密接に関係し，（2）は福祉工学やリハビリテーション，ロボット工学などと強く関係する．（3）はスポーツバイオメカニクスや人間工学と呼ばれる分野に入る．これら三つは互いに密に連携するとよいと考えられるが，実際には国内でも国外でもそれぞれの分野で学会や研究者が異なり，お互いの間の連携は非常に少ない．

本書では，主として（1）の立場のバイオメカニクスを取り上げる．すなわち，本書で扱うバイオメカニクスは，おもに生体分子，細胞，組織，器官，あるいはからだ全体のはたらき（機能）とかたち（構造）を力学的観点から解析するとともに，得られる知識・知見を医学診断，治療，予防，ならびに産業上や社会的な諸問題の解決に応用することをめざす学問・研究領域である．

このような立場のバイオメカニクスは，下記の項目に分けることができる．

各項目のあとに例をあげており,それらのうちのいくつかについては後の章で詳しく説明する。

(A) 基礎バイオメカニクス

a) 材料力学,固体力学を基礎とするバイオメカニクスで,固体バイオメカニクス(biosolid mechanics)と呼ばれることがある。細胞やコラーゲン線維などの生体素材や,皮膚や骨,血管などの生体組織の力学的(機械的)性質や構造,植物の葉や幹のかたちや構造などを対象とする。

- ・動脈硬化を起こした血管は本当に硬いのか?
- ・ティッシュエンジニアリング(tissue engineering)によって体外で培養細胞から作られた組織の強さは大丈夫?
- ・1 mm の1/100 の(10 μm)という小さいサイズである細胞の力学的性質

b) 流体力学と関係するバイオメカニクスで,生理流体力学(physiological flow dynamics)や流体バイオメカニクス(biofluid mechanics)と呼ばれることがある。血液の流れを扱う分野は特に血液流体力学や血行力学(hemodynamics)と呼ばれる。血液や呼吸気,尿や胃腸内の食物,関節液などの流れや,魚類の遊泳,鳥類や昆虫の飛行,植物の種(たね)の移動など

- ・動脈硬化の発症には流体力学が密接に関係
- ・イルカが高速で海中を泳げるのはなぜ?

c) 熱力学に関係するバイオメカニクスで,生体における熱の発生と移動,生体組織に対する温度の影響,細胞や組織の冷凍,酸素や物質の交換と代謝など

- ・ヒトの平熱はなぜ37℃?
- ・細胞や組織を冷凍保存するのに最適な冷却速度

d) 脊椎(脊柱)や関節,心臓や肺,聴覚器官や眼球,脳など,いくつかの素材・組織から構成される構造物・構造体のバイオメカニクス

1. バイオメカニクスの概要

- 生体関節はなぜ摩擦係数が低く，なめらかに動くのか？
- 心臓が血液を送り出すポンプ機能
- 自動車衝突による脳の損傷

e) 作用する力に対する細胞，生体組織，臓器の反応（response）と適応（adaptation），これらに伴って生じる再構築（remodeling）など
- 力が加わると組織が大きくなる（肥厚）メカニズム
- 宇宙空間で骨の量や強度が減少する現象
- 細胞における力の感知とその情報の伝達

（B） バイオメカニクスの医学応用

a) 血圧や血流，関節機能などの解析，動脈硬化や高血圧，心不全などのメカニズムの解析，これらに関連する測定・診断装置の開発など
- 関節機能の計測や動脈硬化診断の基礎理論
- 心臓血管系の数学モデルの作成と計算シミュレーション

b) 骨折や腱・靭帯損傷などの治療法の開発，補助循環法，人工呼吸法，リハビリテーション技術の開発など
- 組織移植による損傷腱・靭帯の治療
- 創傷（そうしょう，切り傷）を手術糸で縫合（ほうごう）するときの最適な締め付け力
- 脳障害によって麻痺（まひ）したからだのリハビリテーション

c) 人工心臓や人工血管，人工関節や人工靭帯，人工肺や透析装置（人工腎臓）などの人工臓器や，これらに使用するバイオマテリアル（医用材料，biomaterial）の開発
- 生体組織と接合する人工臓器や材料に必要な力学的性質
- 人工関節を移植した患者における力学的問題（ゆるみや摩耗）

d) 義肢や義足などの補装具，介助ロボットや車椅子などの福祉機器，歩行訓練装置などのリハビリテーション機器の開発など
- 生体と義肢・義足の最適な接合法

・負担が少なく，機能に優れる車いすの設計
e) スポーツ用具などの健康機器，最適運動法やトレーニング法の開発など
・足に負担がかからない運動靴の開発
・記録を伸ばすための走り方，泳ぎ方

(C) バイオメカニクスの工学応用
a) 形状創成法や成長変形法など生体にならった最適設計法の開発
・環境に応じて自らを造っていく方法（adaptive structure，適応構造など）の開発
b) 生体のように柔軟で機能性の高いロボットや自己修復できる材料など，生体がもつ優れた構造や機能を模倣（後に説明するバイオミメティクス）した技術の開発
・傷ができたときにそれを自ら感知し，修復する材料の開発
・2足歩行ロボットの開発

1.4 バイオメカニクスに関連する分野

バイオメカニクスによく似ている近い分野としては，つぎのようなものがある。

バイオレオロジー（biorheology）[6]は，生体内に見られるレオロジー現象や，生体を構成する物質のレオロジー的性質を対象とする分野である。ここで**レオロジー**（rheology）とは，ギリシャ語の「流れる」に由来する用語で，物質の変形と流動の科学を指す。このようなことから，血液や関節液などの生体内液体の流動現象や，血管や細胞などの軟らかい生体素材の変形などがおもな対象である。血液や血管のバイオレオロジーは特に**ヘモレオロジー**（hemorheology）と呼ばれる。

バイオメカニズム（biomechanism）は，前節の（2）に近い領域であって，

からだの一部や，からだ全体のしくみ，機構（メカニズム）を対象とすることから，バイオメカニクスの一つの領域とも言える。この用語は英語から来ているように見えるが，実際には和製英語である。

バイオミメティクス（biomimetics）は，あえて和訳すれば「生体模倣学」となり，生体がもつ優れた機能や構造を模倣し，工学・工業へ応用する分野である。バイオミメティクスの中でも，力学に関係する領域はバイオメカニクスの一部であると言える。**バイオニクス**（bionics）もこれと同じような分野であるが，もともとは生体の情報機能を対象とする領域である。

バイオトライボロジー（biotribology）[7]は，生体における摩擦・摩耗・潤滑を取り扱う領域である。ギリシャ語で「摩擦」を意味する用語に由来する**トライボロジー**（tribology）は，機械部品の設計にとって重要な分野である。摩擦や摩耗は力学現象と化学現象がからみ合う複雑な現象である。生体ではおもに関節における摩擦や摩耗を対象とし，これらを扱うバイオトライボロジーはバイオメカニクスの重要な一領域である。

基礎医学の中で非常に重要な分野である**生理学**（physiology）も生体の構造と機能を取り扱う領域であることから，バイオメカニクスと同じように見える。しかしながら，生理学には生体の力学現象のみならず，電気的現象や磁気的現象などの物理現象も含まれる。また，生理学ではおもに生体特性や生体現象の把握に重点が置かれており，定性的意味合いが強く，応用性に欠ける。これに対してバイオメカニクスは，解析や応用に不可欠な普遍的，定量的データを重視する。この点を考えると，生理学が理学的であるのに対して，バイオメカニクスは工学的であると言える。

1.5　古い時代のバイオメカニクス

紀元前の大昔から，我々は身近にある人間や動物に対して強い関心をもってきた。また一方では，食べ物を作ったり，ものを運んだり，戦の武器を作ったりするような，実生活のいろいろな場面で力学的な現象に対面し，力学を利用

1.5 古い時代のバイオメカニクス

してきた。したがって，意識されなかったにしても，いきものと力学とを組み合わせた，いまで言うところのバイオメカニクスは，古くから考えられ，取り扱われてきたものと推察される。

時代はずっとくだるが，イタリアの**レオナルド・ダ・ビンチ**（Leonard da Vinci, 1452〜1519, 図1.1）は，「モナ・リザ」（図1.2）などの精巧な絵を描いた偉大な画家であるが，一方では，動物の解剖を行ったりヒトの解剖に立ち会って，多数の詳しい解剖図（図1.3）を描いた。彼は画家にとってなぜ解剖が大事であるのかや，力や運動の意義についてつぎのように書いており，バイオメカニクス的なことを述べている[8),9)]。

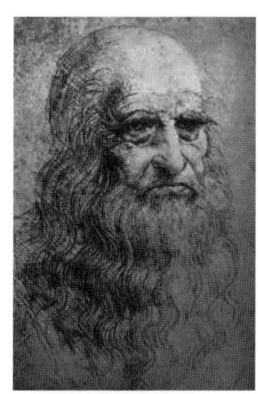

図1.1　レオナルド・ダ・ビンチ

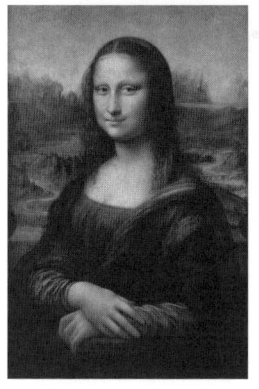

図1.2　モナ・リザ（1503〜1506）

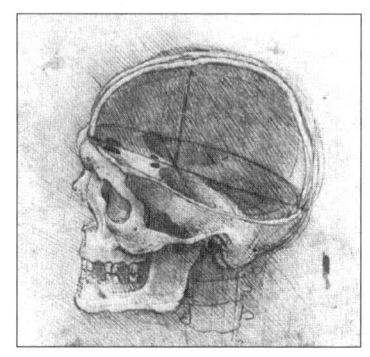

図1.3　レオナルド・ダ・ビンチによる頭蓋骨のスケッチ

「どうして画家は解剖学を知る必要があるのか——裸体の人々によってなされる姿勢や身振りにおける肢体を上手に描くためには，腱や骨や筋や腕肉の解剖を知ることが画家には必要である．それというのも，さまざまな運動や力に関して，いずれの腱や筋が運動の原因であるのか，またこれらを一目瞭然とし，肥大にするのかを知るためである（原文和訳を現代文へ一部変更）」

ダ・ビンチ（彼はこのように呼ばれることが多いが，これはじつはおかしい．「レオナルド・ダ・ビンチ」とは彼が生まれたトスカーナ地方の「ビンチ村のレオナルド」という意味であるから，レオナルドと呼ぶのが正しい）が描いた解剖図の中には，血液が逆流して心臓の弁が閉じる様子や，動脈壁内に石灰が沈積（動脈硬化）した様子など，バイオメカニクスに密接に関係する素材を取り上げたものが多い．また，この書のいろいろな場面でヒトを含む動物や植物を取り上げて，力や運動との関係を議論している．

いろいろなところで目にする有名な人体均衡図（ウィトルウィウス的人体図，図1.4）も彼が描いたものである．まさにいま言うところのバイオメカニクスである．さらに，彼が残した膨大な手稿には，観察した鳥やこうもりが飛ぶ様子をもとに，飛行機械の設計図やヘリコプタ（図1.5）の図案が描かれている．これは上で述べたバイオミメティクスである．

ガリレオ・ガリレイ（Galileo Galilei, 1564〜1642, 図1.6）が書いた名著

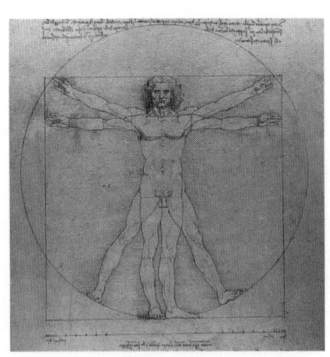

図1.4　レオナルド・ダ・ビンチによる人体均衡図

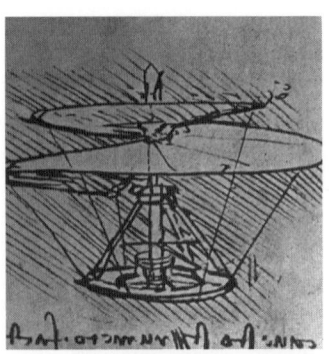

図1.5　レオナルド・ダ・ビンチによるヘリコプタ図案

1.5 古い時代のバイオメカニクス

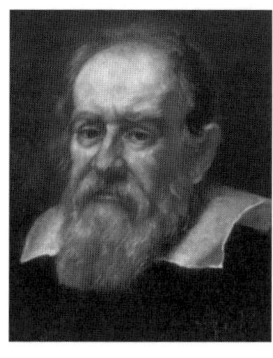

図 1.6　ガリレオ・ガリレイ

「新科学対話[10),11)]」は，サグレド（ベニス市民），サルビヤチ（科学者），シムプリチオ（哲学者）の間で4日間にわたって会話する形式をとり，物体の運動と力学に関するいろいろな法則について議論している。

　法則の一つは，重さは異なるが同じ大きさの二つの球を上から落すと，下には同時に到着するという現象（落体の法則）についてである。このことを証明するのに，ガリレオの出身地に近いイタリアのピサという町にある非常に美しい斜塔（図 1.7，実際には大聖堂の鐘楼であって，建築途中から傾き始め，1990年には傾きが5.5度になり倒壊が心配されたが，その後10年間の補修によって約4度に落ち着いて安全が確保された）の上から重さが異なる二つの球

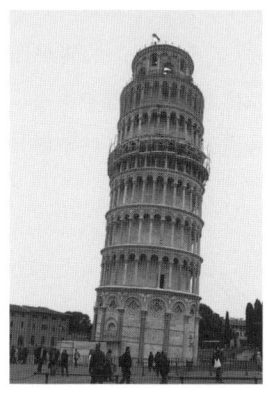

図 1.7　ピサの斜塔

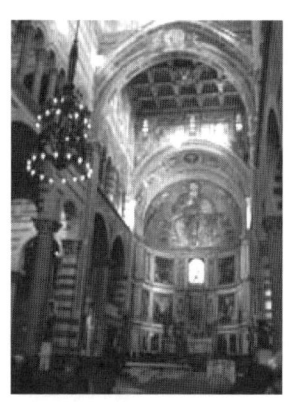

図 1.8　ピサの大聖堂にあるガリレオのランプ

を同時に落し，両者が同時に着地するのを見せたという有名な話がある。この法則が成り立つことをのちに数式で示す（23ページ）。

またガリレオは，上端を天井に固定したひもの他端におもりをぶら下げ，このおもりを振ると，大きく揺らした（振幅が大）ときも，小さく揺らした（振幅が小）ときも，往復にかかる時間は同じであることを発見したと言われている。これは振り子の等時性（29ページ）と呼ばれている現象であり，上記の書物の中でもこのことがかなり詳しく説明されている。これも，ピサの斜塔の隣にある大聖堂にあるランプ（**図1.8**）が風でゆれるのを見て思いついたとされている。

ガリレオは，ランプが揺れるのを見ていて，振幅がだんだん小さくなっていっても，ランプが往復する時間は一定であることに気づいたそうで，そのとき自分の脈拍を数えて，振動の周期が変わらないことを確かめたと言われている。実際に上記の書物にも，教会内で長い綱につるされたランプが動くのをたびたび見てきたと書いている。また，彼は振り子の等時性をもとに振り子時計を発明したとされている。

ガリレオはもともとピサ大学の医学生であったためか，運動や力学を論じる際にしばしば動物を取り上げている。例えば，自然の骨（**図1.9**上）と，3倍の長さにしてこれに相応する太さにした骨（図1.9下）を描き，大きくした骨がいかに不釣合いな形になるかを示している[10]。そして，人間が作るにしても自然が造るにしても，ものの大きさをむやみに増すことはできないと述べている。それらの例として，ヒト，ウマや，その他の動物の骨格を取り上げてお

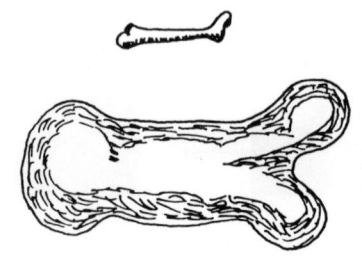

図1.9 自然の骨（上）と拡大モデル（下）[10]

り，物体の力学設計の基本を生体を使って説明しているのは非常に興味深い．これもいまで言えばバイオメカニクスの分野に入る．

イギリスのケンブリッジ大学で解剖学を学んだのち，ガリレオ・ガリレイが教授を務めていたイタリアのパドゥア大学で物理学の学位を取得した**ウイリアム・ハーベイ**（William Harvey, 1578～1657）は，心臓から出ていく血液量を計算し，それがあまりに多いことや臓器の解剖結果などから，血液は体内で循環することを初めて明らかにした[12]．

じつに驚くことに，古代ギリシャの時代から17世紀の初めまで，血液は肝臓で発生したのち体内の各部まで移動し，そこで消費されるとされ，血液が体内で循環するとは考えられていなかったのである．ハーベイは，4年間あまりのパドゥアでの遊学ののちに，ケンブリッジ大学から医学博士の学位を取得したあと，ロンドンで有名な臨床医として活躍した．

なお，ハーベイはガリレオと同じ時期にパドゥアに滞在（ハーベイは1598～1603，ガリレオは1592～1610）したが，二人が接触したかどうかは不明である．しかし，ガリレオが発明した振り子時計をハーベイが使って脈拍数を正確に測り，その結果から心臓から出ていく血液の量が非常に多いことを知って，血液が循環するのを発見したと言われている．

ばねの伸び（変位）と力の間には比例関係が成り立つとする**フックの法則**（27，63ページ）を発見した**ロバート・フック**（Robert Hooke, 1635～1703，図1.10）は，これが金属や木材だけでなく，毛髪や骨，筋肉などの生体組織

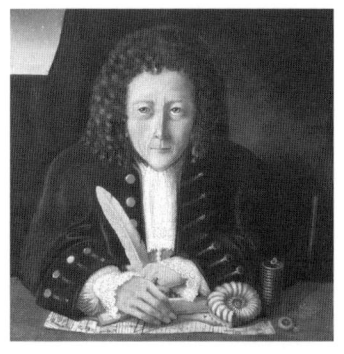

図1.10 ロバート・フック

にもあてはまると書いている[13]。これはばねや材料の力学の基本的法則である。また，彼はいろいろな昆虫や材料の顕微鏡観察（**図1.11**）を行い，「顕微鏡図譜（Micrographia, 1665）」でミクロな世界を紹介した[14]。さらに，コルクの表面が無数の「小部屋（cell）」からなることを発見（**図1.12**）している。正確には今日の意味での「細胞」を発見したわけではないが，彼が用いたこの言葉と概念は，生命の単位である「細胞（cell）」として生きている[15]。

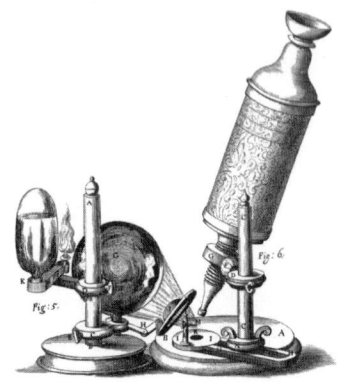 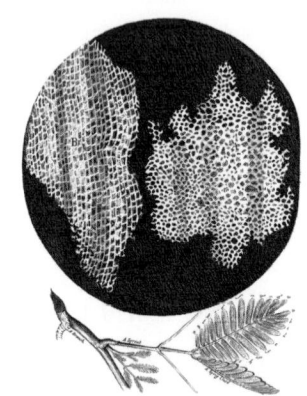

図1.11 フックの顕微鏡　　　　図1.12 フックが観察した
　　　　　　　　　　　　　　　　　　　コルクのcell構造

フックの法則に関連して，材料の応力とひずみの比である**ヤング率**（Young's modulus）（63ページ）を材料定数とした**トーマス・ヤング**（Thomas Young, 1773〜1829）は，じつは医師であって実際にロンドンで15年間にわたって医業についている。彼にとって物理学は趣味みたいなものであったが，例えば声の発生を研究して，音を振動とみて材料の弾性と関係づけたり，色を知覚するメカニズムや眼の焦点調節機構を明らかにしたりしている。光の本性について，ニュートンが唱えた粒子説に対抗して，光の干渉現象に注目して光の波動説を主張した。

同様に，流体力学の教科書の始めに出てくる円管内粘性流に関する**ポアズイユの法則**（流量は圧力勾配と管内径の4乗に比例し，流体の粘性係数に反比例する；122〜125ページ）は，フランスの医師であった**ジャン・ポアズイユ**（Jean Poiseuille, 1797〜1869）が，イヌの大動脈の血圧測定を基礎として，毛

細管の中の流れを詳しく観察した結果から1840年に導いたものである。しかし，ドイツの土木技術者ゴットヒルフ・ハーゲン（Gotthilf H.L. Hagen, 1797〜1884）も，その前年にポアズイユとはまったく独立に同じ法則を発見している。したがって，正確には**ハーゲン・ポアズイユの法則**と呼ぶべきであるが，我が国ではポアズイユの法則の方が一般的である。粘度の単位として慣用されてきたポアズ（poise）は，ポアズイユの名前からきている。

　ここではごく一部しか述べなかったが，これらの他にも非常に多くの著名な物理学者や数学者が生体に関心を持ち，多くの貴重な発見をしたり，重要な法則を導いたりしている。また一方では，医師や医学者による生体を対象とした研究から，物理学や力学の分野の基本的で重要な法則が発見されたり，導かれたりしている。そして，それらの研究の多くは，いまで言うところのバイオメカニクスに相当する。

1.6　現代におけるバイオメカニクスの発展

　歴史の古いレオロジーの分野の中で，特に生体に関わる領域（バイオレオロジー）の研究が1960年前後に盛んになり始め，1962年にはこの分野の研究者が集まって学術誌Biorheologyを発刊した。すでに述べたように，レオロジーの原意が流動の科学であることから，対象は血液，血流，微小循環が中心であった。

　骨や腱・靭帯などの生体組織の力学特性などから歩行・運動にわたる，より広い領域を対象とするバイオメカニクス研究者が集まって，1968年にJournal of Biomechanicsを発刊した。これはその後現在に至るまで，バイオメカニクス分野の中心的な学術誌として利用されている。また，おもに歩行・運動バイオメカニクスに関わる研究者が集まって，欧州を活動の中心とする国際バイオメカニクス学会（ISB）が1973年に設置された。

　バイオメカニクスが学問・研究の一つの分野として体系的な発展を見せ始めたのは，1970年代の米国においてである。自動車産業が飛躍的に発展して高

速道路が全米にわたって整備されるにつれて，衝突の問題，特に衝撃が人体に及ぼす影響が非常に大きな問題となってきたことがその理由の一つである。また，このころに航空・宇宙産業が低迷し，この分野に関わってきた研究者や技術者が，予算に恵まれた課題と新しい職を求めて，医療の基盤となるバイオメカニクスの分野に流れ込んできたことも影響している。これを機会にバイオメカニクスの研究を始めた研究者の多くは，この分野に非常に興味を持ち，航空・宇宙産業が回復したあとも，バイオメカニクスの分野にとどまって活躍する。

　米国のバイオメカニクス研究者が初めて一堂に会して研究発表を行ったのは，米国機械学会（ASME）が 1973 年にアトランタで開催した，第 1 回バイオメカニクス・シンポジウム（著者も出席）においてであった。引き続いて 1975 年には，同学会内にバイオエンジニアリング部門（Bioengineering Division）が設置され，その 2 年後には生体機械工学論文集（Trans. ASME, J. Biomechanical Engineering）も発刊され，米国のみならず世界のこの分野の発展に大きく貢献してきた。

　我が国でこの分野が注目され始めたのは，米国におけるこれらの活動からはほとんど遅れることもない 1970 年代の初期である。1970 年から 2 年間にわたって，バイオメカニクスとその関連分野の研究動向の調査と啓蒙を目的として，日本機械学会に「生物機械工学研究会」が設置された。当初，我が国におけるこの分野の研究者はきわめて少数であり，その状態はかなり長い間続いたが，地道な活動が評価されるとともにその将来性が期待されて，1985 年に日本 ME 学会（現在は日本生体医工学会）に専門別研究会の一つとして「バイオメカニクス研究会」が設置され，現在も活動を継続している。

　引き続いて，1986 年になって日本機械学会に「バイオエンジニアリング研究会」が発足し，翌年にはこの研究会を発展させたかたちで米国と同じ名称の「バイオエンジニアリング部門」が設置された。これらの研究会や部門を通して，欧米における活動と同調するようなかたちで，わが国におけるこの分野の研究は着実に発展した。また，これらの活動を基盤にして，1988 年にはこの

分野で最初の会議である第1回バイオメカニクス・カンファレンス（日本機械学会主催；現在はバイオエンジニアリング講演会）が北海道大学で開催された．

　1980年代後半の活動と将来性が評価されて，1991年度から5年間（準備と取りまとめの2年間を含む）にわたって，「バイオメカニクス」が文部省科学研究費補助金の重点領域研究の一つとして採用された．これによって，大型の予算が若手研究者を含む全国の関連研究者に配分され，飛躍的な発展を遂げることになった[16]．その成果もあって研究水準は大きく向上し，1998年にはこの分野最大の国際会議であるバイオメカニクス世界会議（World Congress of Biomechanics, 4年ごとに開催）の第3回会議が北海道大学で開催され，海外からの約500名を含む1 000名以上が出席した．

　その後，研究対象がマクロからマイクロ，ナノのレベルへと大きく展開する状況をとらえて，上記の重点領域研究「バイオメカニクス」のいわば後継プロジェクトとして，2003年度から5年間にわたって「マイクロ・ナノバイオメカニクスの開拓」が文部科学省科学研究費補助金の特定領域研究に採択され，さらなる発展を見せた[17]．

参考文献

1) 棚沢一郎：「生物力学」を中心とした生物工学の展望，機械の研究，**22**，pp. 731-738（1970）
2) 日本機械学会編：生体力学，オーム社（1991）
3) 林紘三郎：バイオメカニクス　第6刷，コロナ社（2012）
4) 牧川方昭，吉田正樹：運動のバイオメカニクス，ロボティクスシリーズ17，コロナ社（2008）
5) 山田　宏：力学の基礎とバイオメカニクス，コロナ社（2012）
6) 岡　小天：バイオレオロジー，物理科学選書7，裳華房（1984）
7) 笹田　直，塚本行男，馬渕清資：バイオトライボロジー―関節の摩擦と潤滑―，産業図書（1988）
8) レオナルド・ダ・ヴィンチ（杉浦明平訳）：レオナルド・ダ・ヴィンチの手記〈上〉（岩波文庫），岩波書店（1954）

9) レオナルド・ダ・ヴィンチ（杉浦明平訳）：レオナルド・ダ・ヴィンチの手記〈下〉（岩波文庫），岩波書店（1958）
10) ガリレオ・ガリレイ（今野武雄，日田節次訳）：新科学対話〈上〉（岩波文庫），岩波書店（1937）
11) ガリレオ・ガリレイ（今野武雄，日田節次訳）：新科学対話〈下〉（岩波文庫），岩波書店（1948）
12) ウイリアム・ハーベイ（岩間吉也訳）：心臓の動きと血液の流れ（講談社学術文庫），講談社（2005）
13) ステファン・P・チモシェンコ（最上武雄監訳，川口昌宏訳）：材料力学史，鹿島出版会（2007）
14) ロバート・フック，永田英治，板倉聖宣：ミクログラフィア図版集—微小世界図説，仮説社（1985）
15) 中島秀人：ロバート・フック，朝倉書店（1997）
16) 林紘三郎：バイオメカニクスの現状と将来，日本機械学会論文集，A編，**61**，1689〜1694（1995）
17) Wada, H. (Ed.)：Biomechanics at Micro-and Nanoscale Levels, Vol. I-IV, World Scientific Pub., Singapore（2005-2007）

さらに勉強するための参考図書
・日本生体医工学会編：先端医療を支える工学—生体医工学への誘い—，新コロナシリーズ59，コロナ社（2014）
・林紘三郎：バイオメカニクス　第6刷，コロナ社（2012）
・山田　宏：力学の基礎とバイオメカニクス，コロナ社（2012）
・牧川方昭，吉田正樹：運動のバイオメカニクス，ロボティクスシリーズ17，コロナ社（2008）
・馬渕清資：医用機械工学，臨床工学シリーズ11，コロナ社（2007）
・日本機械学会編：生体機械工学　第6刷，日本機械学会（2006）
・林紘三郎，安達泰治，宮崎　浩：生体細胞・組織のリモデリングのバイオメカニクス，ME教科書シリーズB-6，コロナ社（2003）

2 基礎力学

バイオメカニクスは,力学をもとに生体の構造・形態と機能を取り扱う分野であることから,力学に関する基礎的な知識が不可欠である.また,いろいろな数値を定量的に表すのに単位は非常に重要である.数値に正確な単位をつけて表現しなければ,物理量の定量的で正確な大きさ,大いさを知ることはできず,実用や応用ができない.

本章では,バイオメカニクスを学ぶのに必要な力学の基礎について解説する.また,最後に単位について簡単にまとめて説明する.

2.1 質点の力学

2.1.1 ベクトルとスカラー

速度,加速度,力などのように,「大きさと方向(向き)をもつ量」を**ベクトル**(vector)といい,これに対して「大きさだけをもち,向きのない量」を**スカラー**(scalar)という.

ベクトルは,一般的には**図2.1**のように,方向を表す矢印をつけた太線で表

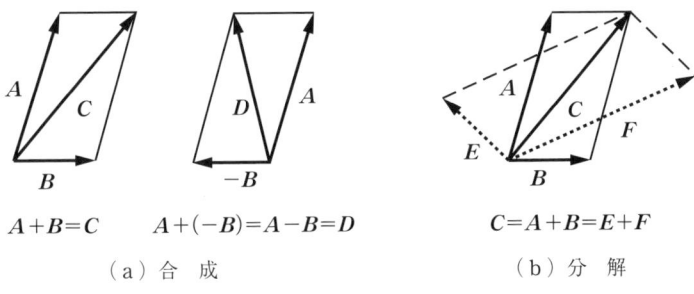

$A+B=C$　　$A+(-B)=A-B=D$　　　　$C=A+B=E+F$
(a) 合　成　　　　　　　　　　　(b) 分　解

図2.1　ベクトルの合成と分解

示され，記号も太字（ボールド）で示される。この図からわかるように，ベクトルは平行四辺形の規則によって，合成（和をとる）や分解ができる。

2.1.2 速度と加速度

静止している物体が，時間 t の間に距離 x だけ移動したとき，この間の平均**速度** $\underline{v}$ は

$$\underline{v} = \frac{x}{t} \tag{2.1}$$

また，移動後の物体の速度を v とすると，速度の変化である**加速度**（時間 t の間の平均加速度）$\underline{a}$ は

$$\underline{a} = \frac{v}{t} \tag{2.2}$$

同様に，移動している物体が，ある状態から微小時間 dt の間に微小距離 dx だけ移動すると，この間の速度 v は

$$v = \frac{dx}{dt} \tag{2.3}$$

速度変化 dv からこの間の加速度 a は

$$a = \frac{dv}{dt} = \frac{d^2x}{dt^2} \tag{2.4}$$

空気の抵抗が無視できるとき，すべての物体は地表付近では，地球の中心に向かう重力の影響を受けて，一定の加速度で鉛直下方向に落下する。このような運動を**自由落下運動**という。そして，この加速度を**重力加速度**（acceleration of gravity）と呼び，g で表す。これは近似的につぎの値である。

$$g \simeq 9.81 \text{ m/s}^2 \tag{2.5}$$

後に説明するように，この式で使われている m は長さの単位でメートル（meter）を，s は時間の単位で秒（second）を表す。

1章で紹介したガリレオは，自由落下運動がすべての物体のすべての運動を理解するためのカギであることを見抜き，自由落下運動は等速運動（速度が一定の運動）ではなくて，等加速度運動（加速度が一定の運動）であると考えた。

2.1.3 質量と重量

物体の動かしにくさや重さの度合いを表す物体固有の物理量を**質量**（mass）と呼ぶ。これは物体を特徴づける量であって，同じ物体であれば地上であっても，宇宙空間であっても不変である。これに対して，日常生活で使われる**重さ**（**重量**）（weight）は物体にかかる重力のことであり，重力は物体がその質量に比例して受ける力を指す。

質量を m で表す（混乱するが式（2.5）にある m とは異なる）と，重量は mg で表される。g は地上付近では式（2.5）の数値をとるが，宇宙空間などのような微小重力の場では 0 に近い値である（質量はあるが重さはほとんどない）。後に説明するように，質量の基本的な単位は kg（キログラム；k はキロ，g はグラムで式（2.5）の g とは異なるので注意）であるから，重量の基本的な単位は $kg m/s^2$ になる。このように，質量と重量（重さ）とは根本的に違うことをよく理解しておかなければならない。

これらを含めて単位については後に詳しく説明する。

2.1.4 ニュートンの運動法則

イギリスの科学者で 26 歳の若さでケンブリッジ大学の教授になった**アイザック・ニュートン**（Sir Isaac Newton, 1642～1727）は，物体の運動に関して物理学，力学の基盤となるつぎの三つの法則を発見し，それまでの常識をくつがえして，天体の運動と地上での物体の運動が同じ法則に従うことを示した。

1. **運動の第一法則（慣性の法則）**　すべての物体は，外からの力（外力）の作用を受けなければ，あるいは外力が作用してもその合力（合計した力）が 0 であるならば，一定の運動を保ち続ける。言い換えれば，静止している物体は外から力が加わらない限り永久に静止の状態を続け，運動している物体は外力が加わらない限り永久に同じ速度で直進運動を続ける。

2. **運動の第二法則（運動の法則）**　運動している物体の加速度は，その物体に作用する外力に比例し，その物体の質量に反比例する。すなわち，物体の加速度を a，外力を F，質量を m とすると

$$a = \frac{F}{m} \quad \text{あるいは} \quad F = ma \tag{2.6}$$

この式を**ニュートンの運動方程式**という。

3．運動の第三法則（作用反作用の法則）　二つの物体が互いに力を及ぼし合うとき，一方の力を作用，もう一方の力を反作用といい，作用と反作用は互いに逆向きで，大きさが等しい。例えば，机の上に物体を置いたとき，物体は机に力（作用）を及ぼすと同時に，机はこの物体に同じ大きさの力（反作用）を及ぼす。この法則は，二つの物体が静止していても，運動していても成り立つ。また，二つの物体の質量が同じでも，違っていても成り立つ。カバンを持ち上げるときに手がカバンに引っ張られたり，ボートのオールをこぐときに，オールが水を後方に押すと同時に水はオールを前方に押し返す，などでこの法則が実感できる。

2.1.5　放物運動

まず，床の面から上方向に距離 h だけ離れた位置から，玉をそっと離して落す自由落下運動を考えてみる（図 2.2）。玉を離した瞬間からの経過時間を t，その時の玉の落下速度を v とする。玉を離した瞬間（$t=0$）の玉の速度は $v=0$ であり，時間 t が経過した時の玉の速度 v は，式（2.2）からつぎのようになる。

$$v = gt \tag{2.7}$$

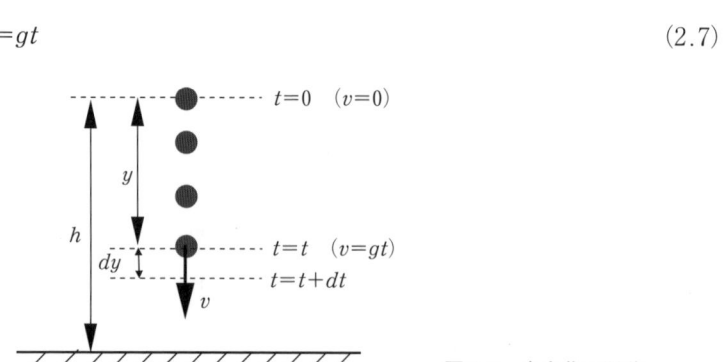

図 2.2　自由落下運動

この時（時刻 t）から微小時間（ごくわずかな時間）dt が経過すると，この間に落下する距離 dy は式 (2.3) と式 (2.7) から $dy = vdt = gtdt$ になる。これを時刻 0 から時刻 t まで足し合わせる（厳密には積分する）と，玉を離してから時刻 t までの玉の落下距離 y が求まり，つぎのようになる。

$$y = \frac{gt^2}{2} \tag{2.8}$$

言い換えれば，距離 y だけ玉が落下する時間は次式から求められる。

$$t = \sqrt{\frac{2y}{g}} \tag{2.9}$$

玉が床まで達する時間は y に h を代入すれば求められ，つぎのようになる。

$$t = \sqrt{\frac{2h}{g}} \tag{2.10}$$

この式の右辺は距離 h と重力加速度 g だけからなっており，玉の質量 m を含まない。すなわち，玉を離してから床まで到達する時間は，玉の質量 m，あるいは重さ mg には関係しないことがわかる。これは，ガリレオが発見した**落体の法則**（11 ページ）を理論的に証明したことになる。

つぎに，机の上においた玉を指ではじいて，水平方向に初速度 v_0 で飛ばす場合を考えてみる（**図 2.3**）。玉の鉛直方向の運動は自由落下運動であり，水平方向の運動には影響されないので，時間 t 経たのちの鉛直方向の速度 v は式 (2.7) から

$$v = gt \tag{2.11}$$

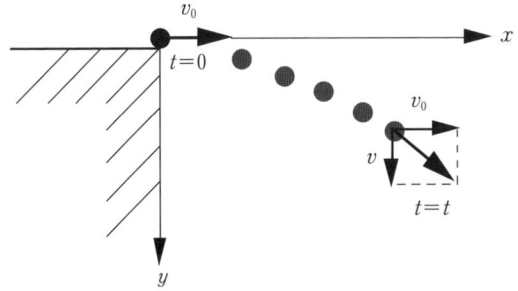

図 2.3 水平方向に玉をはじき飛ばす実験

である。

時間 t の間の落下距離 y は式（2.8）から

$$y = \frac{gt^2}{2} \tag{2.12}$$

である。

一方，玉の水平方向の運動は，ニュートンの慣性の法則（21 ページ）により，速さ v_0 の等速運動であるので，時刻 t までの移動距離 x は

$$x = v_0 t \tag{2.13}$$

になる。

この式から求められる $t = x/v_0$ を式（2.12）へ代入すると

$$y = \frac{gx^2}{2v_0^2} = Ax^2 \quad \left(A \text{ は } \frac{g}{2v_0^2} \text{ で定数} \right) \tag{2.14}$$

となり，玉は 2 次関数で表される軌道（**放物線**）を描きながら落下する。

さらに，水平な地面の上で，ボールを空中に斜め方向（水平となす角 θ_0）に初速度 v_0 で投げる場合を考えてみる（**図 2.4**）。この運動は，水平方向の等速運動と，鉛直上方向に投げ上げる運動とを重ね合わせたものと考えることができる。

水平方向には力が作用しないので，この方向には初速度の水平成分の速度 v_{0x} を維持しながら等速運動を続ける。したがって，この方向の速度はつねに

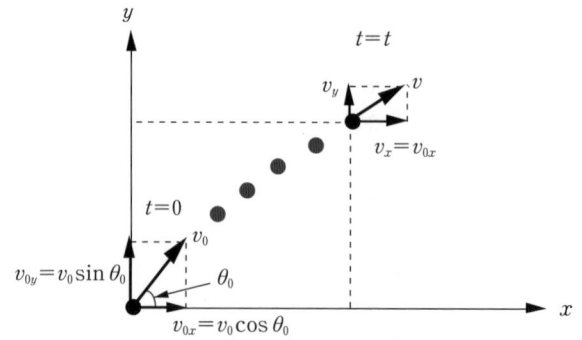

図 2.4　ボールを斜め方向へ投げ上げる実験

$$v_x = v_{0x} = v_0 \cos \theta_0 \tag{2.15}$$

となる。

したがって，投げてから時間 t が経過した時の水平方向の移動距離 x は

$$x = v_{0x} t = (v_0 \cos \theta_0) t \tag{2.16}$$

となる。

鉛直方向の速度の成分 v_y は，この方向の初速度（$v_{0y} = v_0 \sin \theta_0$）から下向きの重力加速度 $-g$（下向きであるのでマイナスをつけている）に応じて減少していくので，式（2.7）を使って

$$v_y = v_{0y} - gt = v_0 \sin \theta_0 - gt \tag{2.17}$$

となる。

ボールが手を離れてから時間 t が経過したときの高さ y についても，鉛直方向だけを考えればよいので，式（2.8）から

$$y = v_{0y} t - \frac{gt^2}{2} = (v_0 \sin \theta_0) t - \frac{gt^2}{2} \tag{2.18}$$

となる。

最高点ではボールの速度の鉛直方向（y 方向）成分は 0 である。この点に到達するまでの時間を t_1 とすると，式（2.17）から

$$v_y = v_0 \sin \theta_0 - gt_1 = 0$$

となり

$$t_1 = \frac{v_0 \sin \theta_0}{g} \tag{2.19}$$

が得られる。

最高点の高さ H は，この式の t_1 を式（2.18）の t に代入すると得られ

$$H = \frac{(v_0 \sin \theta_0)^2}{2g} \tag{2.20}$$

となる。

また，ボールの軌道を求めるためには，水平方向と鉛直方向それぞれの運動を組み合わせればよい。すなわち，式（2.16）から求まる

$$t = \frac{x}{v_0 \cos\theta_0} \tag{2.21}$$

を式 (2.18) へ代入すればよく,最終的にはつぎのようになる。

$$y = \left(\frac{\sin\theta_0}{\cos\theta_0}\right)x - \left\{\frac{g}{2(v_0 \cos\theta_0)^2}\right\}x^2 = Bx - Cx^2 \tag{2.22}$$

ここで,B と C は定数であり,曲線は2次曲線(**放物線**)になる。

ボールが落下する地点までの水平方向の距離,すなわち水平方向の到達距離 R は,式 (2.22) で $y=0$ として求まる x に等しい。すなわち

$$\left(\frac{\sin\theta_0}{\cos\theta_0}\right)x - \left\{\frac{g}{2(v_0 \cos\theta_0)^2}\right\}x^2 = 0 \tag{2.23}$$

が成り立つ。これを整理すると

$$x(2v_0^2 \sin\theta_0 \cos\theta_0 - gx) = 0 \tag{2.24}$$

となり,x を R に置き換えると

$$R = \frac{2v_0^2 \sin\theta_0 \cos\theta_0}{g} = \frac{v_0^2 \sin 2\theta_0}{g} \tag{2.25}$$

が得られる。ここでは3角関数の倍角定理である

$$2\sin\theta_0 \cos\theta_0 = \sin 2\theta_0 \tag{2.26}$$

という関係を使った。

式 (2.25) において,$\sin 2\theta_0$ の最大値は1であるから,最も遠くまで届く(R が最大になる)のは $\sin 2\theta_0 = 1$ のときである。$\sin 2\theta_0$ が1になるのは,$2\theta_0 = \pi/2 = 90°$ の場合,すなわち $\theta_0 = \pi/4 = 45°$ の場合である。したがって,45°の方向にボールを投げ出せば,最も遠くまで届くことになる。この場合の到達距離は,式 (2.25) で $\sin 2\theta_0 = 1$ とおいて

$$R = \frac{v_0^2}{g} \tag{2.27}$$

になる。

2.1.6 振　　　動

垂直につるしたばねの上端を固定し,下端に力 F を作用させると,δ だけ

伸びた（変位 δ）とする．ばねが弾性範囲内にあるときは

$$F = -k\delta \tag{2.28}$$

が成り立つ．ここで，弾性範囲とは，後に説明するように，力を取り除くと復元力によってばねの長さはもとに戻り，変位が 0 になる範囲のことである．右辺にマイナス（−）がついているのは，復元力の向きと変形の向きは逆だからである．この関係を，後に述べる材料の弾性変形に対するのと同様に**フック (Hooke) の法則**と呼び，正の比例定数 k を**ばね定数**という．

いま，一端を固定して鉛直につるしたばね（**図 2.5**(a)）の下端に質量 m のおもりをつけると，ばねは自然の長さ（自然長）から長さ x_0 だけ伸びる（図(b)）．重さと弾力がつり合うので式 (2.28) に従って

$$mg = kx_0 \tag{2.29}$$

となる．

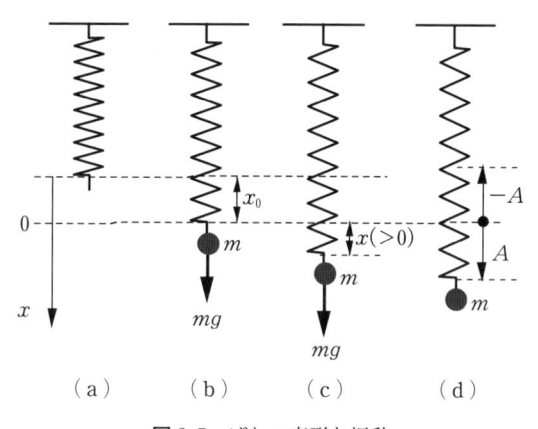

図 2.5 ばねの変形と振動

おもりをつけたばねの下端の位置を原点にとり，鉛直下向きを $+x$ 方向に選ぶ．おもりが下がりばねが x だけ伸びる（$x>0$）と，おもりには上向きの復元力が働く．逆に，おもりが上に上がりばねが x だけ縮むと（$x<0$），おもりには下向きの復元力が働く（図(c)）．復元力 F は，重力（mg）とばねの弾力（$-k(x+x_0)$）との合力なので

$$F = mg - k(x+x_0) = kx_0 - k(x+x_0) = -kx \tag{2.30}$$

となり，式 (2.28) が成り立つ。

つぎに，手でおもりを下方向に距離 A だけ引き下げてそっと手を離すと，おもりは2点 $x=A$ と $x=-A$ の間を往復しながら上下に振動する（図(d)）。A を**振幅**（amplitude）という。また，このような，ずれの大きさに比例する復元力による運動は**単振動**（single vibration）と呼ばれる。このおもりの振動は，半径 A，**角速度**（単位時間あたりの回転角）ω の等速円運動を行っているおもりの運動を x 軸に投影したもの（**図2.6**），すなわち

$$x = A \cos \omega t \tag{2.31}$$

で表される。この式の求め方については次ページで述べる。

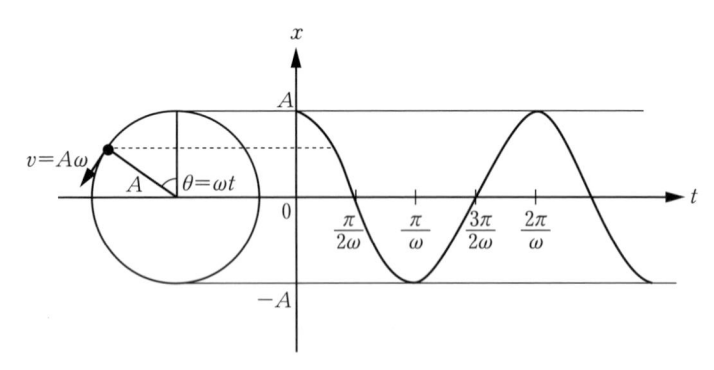

図2.6 単振動するおもりの運動

ここで，平面上にある半径 r の円の上を一定の速さ v で運動する点（物体）の円運動を考えてみる（図2.6の左図で A を r で置きかえる）。微小時間 dt の間の角度の増加を $d\theta$ とすると，この間の角速度 ω は

$$\omega = \frac{d\theta}{dt} \tag{2.32}$$

と表される。

一定の角速度 ω で回転する等角速度運動では，つぎのようになる。

$$\omega = \frac{\theta}{t} \quad \text{あるいは} \quad \theta = \omega t \tag{2.33}$$

円周方向の速度 v と回転中心（円の中心）方向の加速度 a はそれぞれ次式の

ようになる。
$$v = r\omega, \quad a = r\omega^2 \tag{2.34}$$
ニュートンの運動方程式（式 (2.6)）から
$$F = ma = mx\omega^2 = kx \tag{2.35}$$
が導かれる。したがって
$$\omega^2 = \frac{k}{m} \tag{2.36}$$
これから，**周期** T（1周に要する時間），**振動数** f（単位時間あたりの振動の数または回転数）を，下記のように k と m で表すことができる。
$$T = \frac{2\pi}{\omega} = 2\pi\sqrt{\frac{m}{k}} \tag{2.37}$$
$$f = \frac{\omega}{2\pi} = \frac{1}{T} = \frac{1}{2\pi}\sqrt{\frac{k}{m}} \tag{2.38}$$
式 (2.37) で，周期 (T) が振幅 (A または r) には関係しないこと，すなわち周期は振幅によって変わらないことは単振動の大きな特徴であり，これを**振り子の等時性**（1章）という。この性質は振り子式の時計に利用されている。

なお，式 (2.35) に式 (2.4) を使うと，おもりの振動方程式はつぎのようになる。
$$F = ma = m\left(\frac{d^2x}{dt^2}\right) = kx \tag{2.39}$$
この微分方程式を解けば，式 (2.31) が導かれる。

単振動の例として，長さ L の長い糸の一端を固定して，他端に質量 m のおもりをつけ，鉛直面内でおもりに振幅（ゆれ幅）の小さい振動をさせる**単振り子**がある（**図 2.7**）。この単振り子では，角速度 ω，周期 T，振動数 f はつぎのようになる。

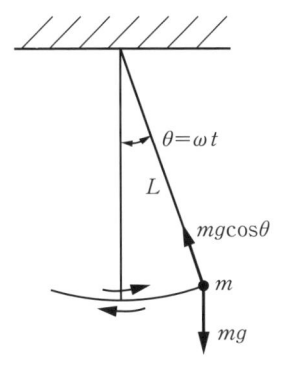

図 2.7　単振り子

$$\omega^2 = \frac{g}{L}, \quad T = \frac{2\pi}{\omega} = 2\pi\sqrt{\frac{L}{g}}, \quad f = \frac{1}{T} \tag{2.40}$$

これによれば,糸が長いほど周期が大きく,振動数が小さくなる。逆に,糸が短かいほど周期は短かく,振動数は大きくなる。また,T には振幅が含まれていないことからもわかるように,振り子の振動の周期は振幅の大きさによらず一定であり,上でも述べたように,振り子は等時性をもつ。

2.1.7 仕事とエネルギー

「力 F が物体に作用して,物体が力の向きに距離 d だけ移動したとき,この力はその物体に Fd の仕事をした」という。すなわち,このときの**仕事** W は,次式で表される。

$$W = Fd \tag{2.41}$$

例えば,質量 m の物体が高さ(距離)h だけ自由落下した場合に,重力が物体にした仕事は

$$W = mgh \tag{2.42}$$

になる。

しかし実際には,物体の移動方向と力の方向とは一致しないことが多い。このような場合に力がした仕事は,力の移動方向の成分と移動距離の積,あるいは,移動距離の力の方向の成分と力の積で表される。

例えば,**図 2.8** のように,水平と θ の角をなす斜面の上を,質量 m の物体

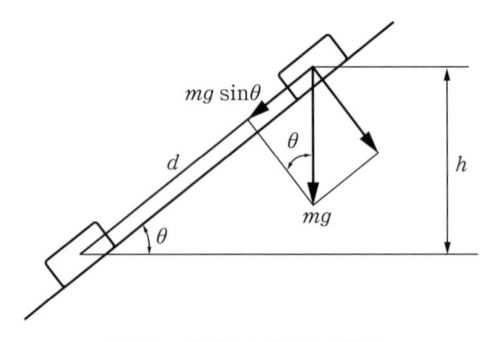

図 2.8 斜面上を落下する物体

が距離 d (高さ h) だけ落下したときに,摩擦がないと仮定した場合に重力がした仕事は,物体の重量 mg の斜面方向成分 $mg \sin \theta$ と,物体のこの方向への移動距離 d の積になるから

$$W = (mg \sin \theta)d = mgd \sin \theta = mg(d \sin \theta) = mgh \qquad (2.43)$$

になる。この式の右から第2項からわかるように,仕事は鉛直方向の力 mg とこの方向の移動距離 $d \sin \theta$,すなわち高さ h との積にもなっている。

仕事をするためには**エネルギー**が必要である。逆に言うと,エネルギーを消費して仕事を行う。いろいろなエネルギーがあるが,物体の移動や運動に関して重要なエネルギー(力学的エネルギー)は,**位置エネルギー**と**運動エネルギー**である。

基準面から鉛直上向きに x の距離にある物体(質量 m)がもつ重力による位置エネルギー U は

$$U = mgx \qquad (2.44)$$

また,質量 m の物体が速度 v で移動しているとき,この物体がもつ運動エネルギー K は

$$K = \frac{mv^2}{2} \qquad (2.45)$$

自然界にはいろいろな形態のエネルギー(力学的エネルギー,熱エネルギー,化学的エネルギーなど)が存在し,直接的にあるいは仕事を通じて変換し合っており,位置も変化するが,エネルギーの総量はつねに一定である。この法則を**エネルギー保存則**と呼ぶ。上記の力学的エネルギーに限れば

$$U + K = mgx + \frac{mv^2}{2} = \text{一定} \qquad (2.46)$$

となり,**力学的エネルギー保存則**が成り立つ。

ある基準から鉛直方向に高さ x_1 の位置で速度 v_1 で運動している物体が,高さ x_2 の位置に移動して速度が v_2 になるとすると

$$U_1 + K_1 = mgx_1 + \frac{mv_1^2}{2} = mgx_2 + \frac{mv_2^2}{2} = U_2 + K_2 \qquad (2.47)$$

が成り立ち,この間に行った仕事 W_{12} は

$$W_{12}=(U_2-U_1)+(K_2-K_1)=mg(x_2-x_1)+\frac{m}{2}(v_2{}^2-v_1{}^2) \qquad (2.48)$$

である．エネルギーの単位は，この式からわかるように仕事の単位と同じである．なお，ばね定数 k のばねの長さが，自然な状態での長さに比べて x だけ伸びていたり縮んでいたりする場合，このばねは

$$U=\frac{kx^2}{2} \qquad (2.49)$$

という弾力による位置エネルギーをもつ．

仕事を単位時間にどのくらいの割合でするかを表す量を，後に述べるように**仕事率**あるいは**動力**（**パワー**）という．したがって，微小時間 dt の間に行った仕事を dW で表すと，仕事率 P は

$$P=\frac{dW}{dt} \qquad 平均では \qquad \underline{P}=\frac{W}{t} \qquad (2.50)$$

微小時間 dt の間に物体に力 F が作用して，この方向に距離 dx だけ移動したとすると，この力が行った仕事は，式（2.41）に従って

$$dW=Fdx \qquad (2.51)$$

仕事率を求めるとつぎのようになる．

$$P=\frac{dW}{dt}=\frac{Fdx}{dt}=F\frac{dx}{dt}=Fv \qquad (2.52)$$

ここで，v は速度，すなわち $v=dx/dt$ である．式（2.52）は，「力とその方向の速度との積は仕事率に相当する」ことを意味する．

2.2 剛体の力学

以上では物体の広がりを考えないで，物体を質量をもつ点状の粒子，すなわち**質点**と見なしてきた．ここでは，物体の広がりも考え，外から力を加えたときに変形が無視できる硬い物体の力学を取り上げる．このような物体を**剛体**（rigid body）と呼ぶ．実際にはどのような物体でも力を加えれば変形するので，まったく変形しない剛体はいわば仮想的な物体と言える．からだなども力

を受けると多かれ少なかれ変形するので，厳密には剛体ではないが，解析を容易にするために剛体と仮定されることがある。

しかも多くの場合には，静止状態に対する解析が行われる。剛体は回転するので，その運動は質点の運動に比べてはるかに複雑である。運動状態の解析でも，瞬間的には静止状態にあると見なすことができるので，静止状態と仮定する場合も多い。

2.2.1 力のつり合い

外力が作用する場合に，からだやその中の各所にかかる力を求めるための基本的条件の一つは，力のつり合いである。力は大きさと方向をもつので，これを**ベクトル**で表すことができる（19 ページ）。例えば，**図 2.9**(a)に示すように，剛体にいろいろな力（ここでは A, B, C, D, E）が作用するとき，この剛体が移動しない場合には，次式で表される力のつり合い条件が成り立つ。

$$A+B+C+D+E=0 \tag{2.53}$$

すなわち，力の総和は 0 になる。このとき，これらのベクトルをつないでいくと，閉じた多角形になり，これを**力の多角形**と呼ぶ（図 2.9(b)）。

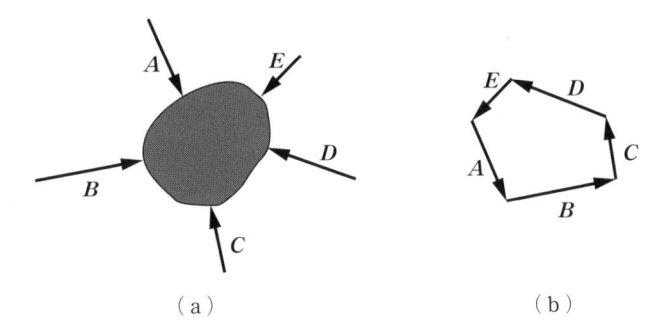

図 2.9　複数の力が作用する剛体と力の多角形

すでに述べたように，ベクトルを適当に分解することができ，例えばこれらのベクトルを垂直成分と水平成分に分解すると，これら垂直成分の総和（上下方向をそれぞれプラスとマイナスにとる）も，水平成分の総和（左右方向をそれぞれプラスとマイナスにとる）もゼロになる。

2.2.2 モーメントのつり合い

力が物体に作用する点を**作用点**，作用点を通り力の方向に引いた直線を**力の作用線**という（図2.10）。

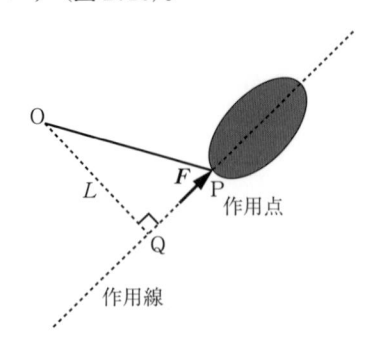

図2.10 作用点と作用線

この図に示すように，物体の点Pに力Fが作用する場合を考える。ある点Oから作用線までの距離をL（すなわち点Oから作用線に垂直線を引き，これと作用線との交点をQとしたときのOQの長さで，この距離を**腕の長さ**と呼ぶ）とすると，力Fの点Oのまわりの**モーメント**（moment）Mは

$$M = FL \tag{2.54}$$

になる。モーメントは，物体に作用する力がある基準になる点（あるいは回転軸）のまわりに物体を回転させる能力に相当する。

力のつり合い条件が成り立つ場合でも，例えば図2.11のように同じ大きさをもち，方向が正反対の力（このような力を**偶力**（ぐうりょく）と呼ぶ）が作用すると，この物体は回転運動を起こす。

移動も回転もしないで完全に静止するためには，モーメントもつり合わなけ

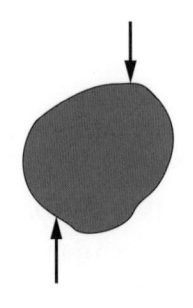

図2.11 同じ大きさの力が反対方向に作用する剛体（偶力）

ればならない。説明を簡単にするために，異なる位置で垂直（上下）方向に五つの力（大きさを P, Q, R, S, T とし，上下方向をそれぞれプラス，マイナスとする）が作用する水平な棒を例にとる（**図 2.12**）。棒の中心を通る鉛直線からこれらの力の作用線までの距離（腕の長さ）をそれぞれ p, q, r, s, t とすると，モーメントは力と腕の長さの積であるから，棒の中心のまわりのモーメントのつり合い条件は次式で表される。

$$Pp + Qq - Rr - Ss + Tt = 0 \tag{2.55}$$

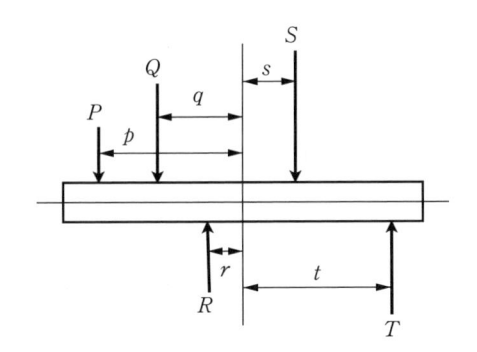

図 2.12 異なる位置に五つの力が作用する水平棒

この式に含まれるプラス，マイナスについては，反時計回り（左回り）のモーメントにプラス，時計回り（右回り）のモーメントにマイナスをつけている。この式を書き換えると

$$Pp + Qq + Tt = Rr + Ss \tag{2.56}$$

が得られ，反時計回りのモーメントの和と時計回りのモーメントの和が等しくなっている。

てこはこの原理を利用したしくみであって，小さい力で重いものを移動させたり，変位や速度を大きくしたり（増幅）することができる。

2.2.3 重　　　心

剛体の各部にはたらく重力を一つにまとめたとき，その力がはたらく点を**重心**（center of gravity）という。

図 2.13 に示すように，軽い棒の両端 P，Q に質量 m_1, m_2 の小さい物体を

図 2.13 重心 G

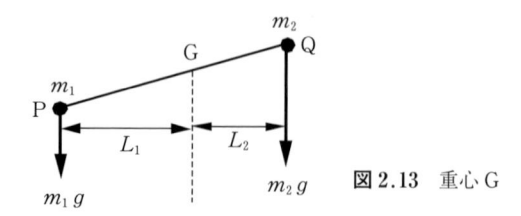

取り付けると，これらの物体には鉛直下向きにそれぞれ m_1g, m_2g の重力が作用する。なおここでは，棒の重さは無視できるものとする。この棒のある位置の一点 G で棒を支えると，棒を回転させずに静止させることができる。

このためには，二つの物体に作用する重力による点 G のまわりのモーメントが等しくなければならない。すなわち

$$m_1gL_1 = m_2gL_2 \tag{2.57}$$

これより，点 G は

$$\frac{L_1}{L_2} = \frac{m_2}{m_1} \tag{2.58}$$

の位置になければならない。この点 G が二つの物体からなる系の重心である。

物体の数が三つ以上になっても，また一つの大きな物体の中の異なる位置で互いに異なる重力が作用しても，さらに力の方向が互いに違っていても，同様のやり方で重心の位置を求めることができる。

2.2.4 剛体の運動

剛体のすべての部分は（回転）軸のまわりを同じ角速度

$$\omega = \frac{d\theta}{dt} \tag{2.59}$$

で回転する（式 (2.32)）。また，角加速度 α はつぎのようになる。

$$\alpha = \frac{d\omega}{dt} = \frac{d^2\theta}{dt^2} \tag{2.60}$$

剛体を小さい体積要素に分割して，剛体をこれらの体積要素の和であると考える。そして，図 2.14 に示すように，質量 m_i をもつ i 番目の体積要素（体積

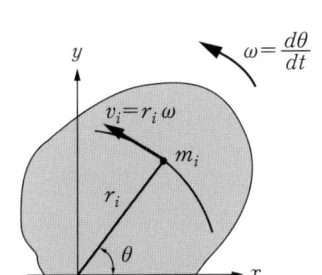

図 2.14 剛体の回転運動

要素 i) と回転軸（点 O を通り xy 平面に垂直な z 軸）からの距離を r_i とする。この体積要素の速度 v_i は，式 (2.34) から

$$v_i = r_i \omega \tag{2.61}$$

であるので，その運動エネルギー K_i は式 (2.45) から

$$K_i = \frac{m_i v_i^2}{2} = \frac{m_i (r_i \omega)^2}{2} = \frac{(m_i r_i^2)\omega^2}{2} \tag{2.62}$$

と表される。

剛体全体の回転運動の運動エネルギー K は，各体積要素の運動エネルギーの和になる。したがって，これは

$$K = \sum K_i = \sum \left\{ \frac{(m_i r_i^2)\omega^2}{2} \right\} = \frac{\omega^2}{2} \sum (m_i r_i^2) \tag{2.63}$$

と表される。

また，体積要素 i の回転軸のまわりの**慣性モーメント** I_i は

$$I_i = m_i r_i^2 \tag{2.64}$$

で定義される。

上と同じように，剛体全体の回転軸まわりの慣性モーメント I も，各体積要素の慣性モーメントの和になる。したがって

$$I = \sum I_i = \sum (m_i r_i^2) \tag{2.65}$$

となる。これを式 (2.63) に代入すると，剛体全体の運動エネルギー K はつぎのように表される。

$$K = \frac{\omega^2}{2} I = \frac{I \omega^2}{2} \tag{2.66}$$

図 2.14 において，体積要素 i の力を F_i とすると運動方程式は式 (2.6) から

$$F_i = m_i a_i \tag{2.67}$$

式 (2.61) と式 (2.60) から

$$a_i = \frac{dv_i}{dt} = \frac{d(r_i\omega)}{dt} = \frac{r_i d\omega}{dt} = r_i \alpha \tag{2.68}$$

が得られ，これを式 (2.67) へ代入すると

$$F_i = m_i r_i \alpha \tag{2.69}$$

になる。この力の点 O のまわりのモーメント N_i はつぎのようになる。

$$N_i = F_i r_i = m_i r_i^2 \alpha \tag{2.70}$$

点 O のまわりの剛体全体のモーメント N は，各体積要素のモーメントの和になるので

$$N = \sum N_i = \sum (m_i r_i^2 \alpha) = \{\sum (m_i r_i^2)\}\alpha = I\alpha \tag{2.71}$$

と表される。

重心を通る軸のまわりの回転運動でも同じ形になる。図 2.15 において，剛体の重心 G を通り xy 平面に垂直な軸のまわりの剛体の慣性モーメントを I_G，剛体に作用する外力のこの軸のまわりのモーメントの和を N_G とすると，角度 θ における重心のまわりの運動方程式は次式で表される。

$$N_G = I_G \alpha \tag{2.72}$$

剛体の質量を M，重心の速度を V，重心のまわりの角速度を ω とすると，剛体の運動エネルギー K は，重心が移動する運動エネルギー $(MV^2)/2$ と重心まわりに回転する運動エネルギー $(I_G\omega^2)/2$ の和になり

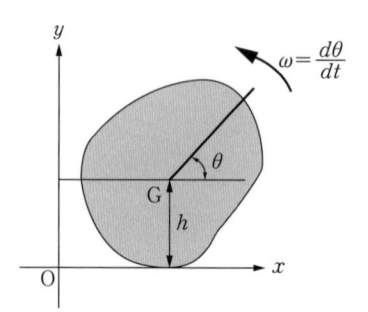

図 2.15 重心 G のまわりの剛体の回転運動

$$K = \frac{MV^2}{2} + \frac{I_G\omega^2}{2} \tag{2.73}$$

で表される。

剛体の重心の高さを h とすると，重力による位置エネルギーは Mgh で表され，これに K を加えた全力学的エネルギーは一定となり，力学的エネルギー保存の法則が成り立つ。すなわち

$$\frac{MV^2}{2} + \frac{I_G\omega^2}{2} + Mgh = 一定 \tag{2.74}$$

2.3 単　　位

いろいろな数値を定量的に表すのに単位は非常に重要である。単位を十分に理解していなかったり，数値に正確な単位をつけて表現しなければ，その物理量の定量的で正確な大きさ，大いさを知ることはできない。

かつて長い間にわたって，工学の分野で使用されていた単位は**重力単位系**（gravitational system of units）であったが，現在ではほとんどの国で **SI 単位系**（SI：The International System of Units，国際単位系ともいう）が使われている。

二つの単位系の最も大きな違いは，重力単位系では質量に作用する重力の大きさを表す**重量** kgf が基本単位であるのに対して，SI 単位系では**質量** kg が基本単位である点である。これは，宇宙時代を迎えて，重力加速度 g の値が宇宙空間（ほぼ 0）と地上（約 9.81 m/s^2）とでは大きく異なるが，質量（mass）は不変であるということを頭に入れておかなければならなくなったからである。21 ページで説明したように，重さと質量は根本的に異なり，質量は一般に m で表されるので，これを使うと重量は mg になる。

SI の基本単位は**表 2.1** に示す七つである。基本単位の他の量は，これらの基本単位を組み立てること（組立単位）によって表せる。例えば，加速度は 1 秒間あたりの速度の変化であるから，その単位は速度 m/s を時間 s で割れば求められ，$(\text{m/s})/\text{s} = \text{m/s}^2$ になる。

表 2.1 SI の基本単位

物理量	記号	日本語名称（同英字）
長さ	m	メートル（meter）
質量	kg	キログラム（kilogram）
時間	s	秒（second）
電流	A	アンペア（ampere）
温度	K	ケルビン（kelvin）
物質量	mol	モル（mole）
光度	cd	カンデラ（candela）

　力学の分野で最も重要な基本単位は表 2.1 の最初の三つであるが，これだけで力学に関わるいろいろな量を表すと，以下の説明からもわかるようにかなり複雑になる。そこで，しばしば使う一部の量に対しては，基本単位をまとめた慣用的な単位が用いられる。

　例えば，SI における**力**の単位としては**ニュートン**（Newton）が用いられ，単位記号として N を使う。「1 N は，1 kg の質量に 1 m/s² の加速度を生じさせる力」である。ニュートンの運動法則，すなわち式（2.6）を使って基本単位で表すと

$$1\,\text{N} = 1\,[\text{kg}] \cdot 1\,[\text{m/s}^2] = 1\,\text{kgm/s}^2 \tag{2.75}$$

になる。なおここでは「・」は「×（積）」を表す。

　従来使われてきた重力単位系では，重さ（重量）はある質量をもつ物体に作用する重力の大きさであるので，質量 1 kg の物体の重さ（1 kgf または 1 kg 重と表す）は

$$1\,\text{kgf} = 1\,[\text{kg}] \cdot 9.8\,[\text{m/s}^2] = 9.8\,[\text{kgm/s}^2] = 9.8\,\text{N} \tag{2.76}$$

へと換算される。

　2.1.7 項で述べた**仕事**の単位としては**ジュール**（Joule）が用いられ，記号 J が使用される。「1 J は 1 N の力で物体を 1 m の距離だけ動かすときの仕事量」を表す。これを SI 基本単位で表すと

$$1\,\text{J} = 1\,[\text{N}] \cdot 1\,[\text{m}] = 1\,\text{Nm} = 1\,[\text{kgm/s}^2] \cdot [\text{m}] = 1\,\text{kgm}^2/\text{s}^2 \tag{2.77}$$

　熱量を表現するのに使われる**カロリー**（calorie）は，6 章で説明するように，「質量 1 g の水の温度を 1℃ だけ上昇させるのに必要な熱量」と定義され

$$1\,\mathrm{cal}=4.185\,\mathrm{J} \quad あるいは \quad 1\,\mathrm{kcal}=4.185\,\mathrm{kJ} \tag{2.78}$$

2.1.7項で述べた，仕事の割合を表す**仕事率**あるいは**動力**（パワー，power）の単位は**ワット**（Watt）で，W を記号として用いる。「1 W は1秒間に1 J の仕事をするときの仕事率」であり

$$1\,\mathrm{W}=\frac{1\,[\mathrm{J}]}{1\,[\mathrm{s}]}=\frac{1\,[\mathrm{Nm}]}{1\,[\mathrm{s}]}=1\,\mathrm{Nm/s}=1\,\mathrm{kg\,m^2/s^3} \tag{2.79}$$

書き直すと，1 J＝1 Ws になる。

日常生活によく出てくる仕事率は電流の仕事率である**電力**である。電流のする仕事を特に**電力量**（＝ 電力 × 時間）と呼ぶ。電力量の実用単位は**キロワット時**（kWh）で，次式のように1時間に行う仕事を表す。

$$1\,\mathrm{kWh}=1\,[\mathrm{kW}]\cdot 3\,600\,[\mathrm{s}]=3\,600\,[\mathrm{kWs}]=3\,600\,\mathrm{kJ} \tag{2.80}$$

産業革命の時代に，蒸気エンジンを改良したイギリスの**ジェームズ・ワット**（James Watt, 1736〜1819）は，自分の製造したエンジンのパワーを数量化して性能の目安とするために，仕事率として**馬力**を考え出した。この仕事率は文字どおり1頭の馬の仕事率という意味であったが，いまでも自動車の性能などを表すのに用いられている。

ワットは，馬に 180 ポンド（ポンドを記号 lb で表し，1 lb＝454 gf であるので 180 lb＝81.7 kgf）の荷物を1時間牽引させ，進んだ距離 10 852 フィート（1 フィートは約 30 cm であるので，これは約 3 256 m に相当）から1馬力を定義した。

この定義によると

$$\begin{aligned}
1\,馬力 &= \frac{81.7\,[\mathrm{kgf}]\times 3\,256\,[\mathrm{m}]}{3\,600\,[\mathrm{s}]} \\
&= \frac{(81.7\,[\mathrm{kg}]\times 9.81\,[\mathrm{m/s^2}])\times 3\,256\,[\mathrm{m}]}{3\,600\,[\mathrm{s}]} = 724\,\frac{[\mathrm{kg\,m^2/s^2}]}{[\mathrm{s}]} \\
&= 724\,\frac{[\mathrm{J}]}{[\mathrm{s}]} = 724\,\mathrm{W}
\end{aligned} \tag{2.81}$$

が得られる。

しかしながら，現在では，「1馬力は 75 kgf の力で1秒間に1 m だけ物体を

動かす場合の仕事率」と定義されており，HP（horse power）または PS（Pferdestärke，ドイツ語で馬の力という意味）で表される。したがって

$$1\,馬力 = 1\,\text{HP}\,(\text{または}\,1\,\text{PS}) = \frac{75\,[\text{kgf}] \cdot 1\,[\text{m}]}{1\,[\text{s}]}$$

$$= (75\,[\text{kg}] \cdot 9.8\,[\text{m/s}^2]) \cdot 1\,[\text{m/s}]$$

$$= 735\,\frac{[\text{kgm}^2/\text{s}^2]}{[\text{s}]} = 735\,\frac{[\text{J}]}{[\text{s}]} = 735\,\text{W} \qquad (2.82)$$

ワットが実測した1馬力は，何時間もこつこつ働く労役馬の仕事率であるが，2，3分間を全力で疾走する競走馬（例えばサラブレッド）は3馬力以上の仕事率を発揮する。国産乗用車は300馬力を超えるものもあり，これはサラブレッド100頭だての馬車に相当する。

応力（stress）や**圧力**（pressure）の単位には Pa（パスカル，Pascal）が用いられ，「面積1m²あたりに1Nの力がかかるときを1Pa」と定義する。すなわち

$$1\,\text{Pa} = 1\,\text{N/m}^2 = 1\frac{[\text{kgm/s}^2]}{[\text{m}^2]} = 1\,\text{kg/ms}^2 \qquad (2.83)$$

大気の圧力を表すのに従来は**気圧**（at）が用いられていた。「1気圧（1 at）は1cm²あたりに1kgfの力がかかる場合の圧力」で定義される。

$$1\,\text{at} = 1\,\text{kgf/cm}^2 = \frac{9.8\,[\text{kgm/s}^2]}{[\text{m}^2]/10\,000} = 98\,000\,\frac{[\text{kg}]}{[\text{ms}^2]}$$

$$= 98\,000\,[\text{kg/ms}^2] = 98\,000\,\text{Pa} = 98\,\text{kPa} \qquad (2.84)$$

医療の分野で慣習的に使われている**血圧**の単位は mmHg（ミリメートル水銀柱）である（117～118ページ）。動脈の血圧に近い100 mmHg を SI 単位で表すとつぎのようになる。

$$100\,\text{mmHg} = 13.3\,\text{kPa} \qquad (2.85)$$

ところで，例えば98 000 Pa や1 000 J を表すのに，k を使ってそれぞれ98 kPa や1 kJ と表すなど，大きい数字を表すには**表2.2**に示す **SI 接頭語**が使われる。これらを使うことによって，やたらに大きい数字や小さい数字を簡潔に表示することができ，間違いも少なくなる。

表 2.2 　基本的な SI 接頭語

記号	日本語名称（同英字）	量	
G	ギガ	(giga)	10^9 （=1 000 000 000）
M	メガ	(mega)	10^6 （=1 000 000）
k	キロ	(kilo)	10^3 （=1 000）
h	ヘクト	(hecto)	10^2 （=100）
da	デカ	(deca)	10
d	デシ	(deci)	10^{-1} （=0.1）
c	センチ	(centi)	10^{-2} （=0.01）
m	ミリ	(milli)	10^{-3} （=0.001）
μ	マイクロ	(micro)	10^{-6} （=0.000 001）
n	ナノ	(nano)	10^{-9} （=0.000 000 001）
p	ピコ	(pico)	10^{-12} （=0.000 000 000 001）

ちなみに，気象予報で使われる気圧はヘクトパスカルで表現され，式 (2.84) はつぎのようになる．

$$1\,\mathrm{at} = 98\,000\,\mathrm{Pa} = 980\,\mathrm{hPa} \tag{2.86}$$

演習問題

(1) 高さ H の台の上に置いた小球を水平方向に初速度 v_0 で発射したとき，床に着くまでの時間 t_1 と，発射点から到着点までの水平移動距離 x_1 を求めよ．

(2) ばね定数 $k=2\,000\,\mathrm{kg/s^2}$ のばねにおもりをつるしたら $x=9.81\,\mathrm{mm}$ 伸びた．このおもりの質量 m は何 kg で重さ W は何 N か？

(3) ばね定数 $k=4\,000\,\mathrm{kg/s^2}$ のばねに質量 $m=2\,\mathrm{kg}$ のおもりをつるしたとき，ばねは何 mm 伸びるか？

(4) 空中を毎秒 10 m の速度で飛んでいた質量 30 kg の物体が，高さ 5 m だけ降下したあとの速度はおよそいくらになるか？　ただし，空気の抵抗は無視できるものとし，2 の平方根を 1.4 として計算せよ．

(5) 時速 36 km で走っていた質量 30 kg の荷車が，高さ 5 m の坂を下ったあとの速度は時速何 km になるか？　ただし，坂の摩擦や空気の抵抗は無視できるものとし，2 の平方根を 1.4 として計算せよ．

3 生体組織の構造と組成

からだはいろいろな器官,臓器から構成されており,それぞれの形や構造は,目的とする機能が十分に発揮できるようになっている。さらに,器官や臓器はそれぞれ固有の組織でできており,それら組織のほとんどは複数の素材,組成からできている。

生体組織(biological tissue)は**硬組織**(hard tissue)と**軟組織**(soft tissue)に分けられる(表3.1)。両組織の間で素材が大きく異なり,したがって力学的性質も著しく違う。

表 3.1 生体組織

硬組織:骨,歯など
素材:無機質,コラーゲン,細胞など
力学:小変形,微小ひずみ理論
軟組織:皮膚,血管壁,筋など
素材:コラーゲン,細胞,糖タンパク質など
力学:大変形,大(有限)変形理論

硬組織特有の素材は無機質(カルシウム)であり,硬くて力を加えて生じる変形が小さい。作用する力あるいは荷重が小さい範囲では,金属のように生じる変形が非常に小さいので,その力学解析には微小ひずみ理論が用いられる。

一方,軟組織のおもな素材はタンパク質であるコラーゲンで,力を作用させるとゴムのように大きく変形する。変形が非常に大きいので,有限変形理論あるいは大変形理論と呼ばれる特別な理論を基礎として,力学解析が行われる。

3.1 生体硬組織の構造

硬組織の代表例である骨は,無機物であるアパタイト結晶(おもにリン酸カルシウム),コラーゲンや細胞を主体とする有機物,および水をそれぞれほぼ

1/3ずつ含む組成になっている（**表3.2**）。

ヒトの骨に含まれる水分は他に比べてかなり少なく，水中で生活するサカナやホッキョクグマ（表にはない）などの骨には水分が多いようである。いずれの種でも骨にはかなり多くの水分が含まれるので，骨の性質を調べる実験などを行うときには，骨が乾燥しないように気をつけなければならない。

表3.2　各種動物の骨（大腿骨，脛骨）の比重と組成〔体積%〕

種	比重	水分	無機物質	有機物質
ヒ　ト	1.94	15.5	39.9	41.8
サ　ル	2.09	23.0	42.6	41.1
ネ　コ	2.05	23.6	42.2	40.5
イ　ヌ	1.94	28.0	38.7	35.5
ウサギ	2.12	24.5	45.0	37.2
ラット	2.24	20.2	49.9	38.3
ウ　マ	2.02	25.0	41.0	40.5
ウ　シ	2.05	26.2	42.6	36.2
サカナ	1.80	39.6	29.5	36.9

（文献1)から抜粋）

成人の体内には約200本の骨があり，作用する負荷を支えるとともに，部位によっては骨組構造を作って，内臓を保護する。多くの骨は，表面近くの層にある**皮質骨**（ひしつこつ，cortical bone）あるいは**ち密骨**（緻密骨，ちみつこつ，compact bone）と呼ばれる密な骨と，内部にあって**骨りょう**（骨梁，こつりょう，trabecula）と呼ばれる小柱でできた**海面骨**（cancellous bone）あるいは**柱状骨**（trabecular bone）と呼ばれる小さい孔があいたような骨の二つから構成される（**図3.1**，**図3.2**）。

大腿骨のような長い骨（長骨）では，図でもわかるように中央にある**骨幹**の内部には骨がほとんどなく中空状になっている。表面側にある骨は皮質骨（ち密骨）である。両端近くの**骨幹端**の内部は海面骨（柱状骨）になっている。その中にある小柱（骨りょう）自体の密度は皮質骨とほぼ同じで1.85～2.00 g/cm^{3}であるが，海面骨は多孔性（孔が多い）になっているので，その（見かけの）密度（0.15～1.00 g/cm^3）は低い。

皮質骨は，構造が異なる**層状骨**（lamellar bone）と**ハバース骨**（Haversian

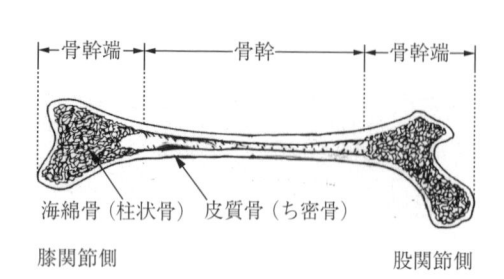

図3.1 大腿骨の縦断面[2]

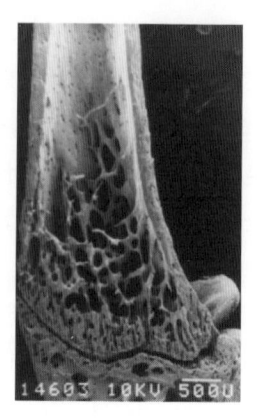

図3.2 ラット大腿骨の膝関節側の骨幹端部の縦断面[2]（走査電子顕微鏡写真，白線の長さは500 µm）

bone）から構成される（**図3.3**）。層状骨は，ち密骨が層状に積み重なった構造になっている。一方，ハバース骨は，円柱状の**オステオン**（osteon）と呼ばれる骨単位でできており，ヒト大腿骨のオステオンの直径は約185 µmである。

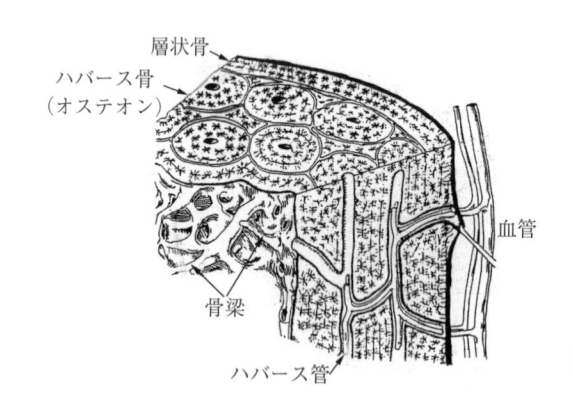

図3.3 骨の構造[2]

オステオンは，無機質であるアパタイト（apatite）の結晶が表面に点状に付着したコラーゲン線維が，らせん状に巻いた構造になっている[2]。そして，その中心に血管と神経が通る**ハバース管**（Haversian canal）があり，この血管を通る血液によって酸素と栄養が骨に供給される。いずれの骨組織でも，距離に

して約 100 μm 以内には血管があり，これを通る血液によって養われている。

骨の微細構造は方向によって違うので，力学的性質も方向によって大きく異なる。このように，方向によって性質などが異なることを**異方性**（anisotropy）という。これに対して，いずれの方向でも性質などが同じであることを**等方性**（isotropy）という。また，骨は場所，位置によって構造が大きく異なり，一様でない。このように複数の素材からできていたり，場所によって構造が異なることを**不均質**（inhomogeneity）という。骨のみならず，軟組織を含む多くの生体組織は不均質な材料であり，異方性をもつ。

3.2 生体軟組織の構造

生体軟組織は，おもに**細胞**（cell）と**細胞間物質**（intercellular substance）からなる（**表3.3**）が，これらに加えて最も多く含まれるのは水分である。

表3.3 生体軟組織

細　胞
線維芽細胞，平滑筋細胞，内皮細胞など
細胞間物質
結合組織
コラーゲン，エラスチンなど
基　質
糖タンパク質，糖脂質など

各組織にある細胞はそれぞれ固有の形態や機能をもっている。例えば，**線維芽細胞**（せんいがさいぼう，fibroblast；芽には作るという意味がある）は結合組織（後述）の中にある紡錘形（ぼうすいけい，spindle shape）の細胞で，コラーゲンなどを合成する。血管壁にある**平滑筋細胞**（smooth muscle cell）は物理的，化学的刺激に応じて収縮・弛緩（しかん）して，血管径を調節する。また，一部の平滑筋細胞はコラーゲンなどの結合組織を合成する。**血管内皮細胞**（vascular endothelial cell）は，血管の内側（血流側）表面を敷石のように張りめぐらしており，いろいろな血管機能に関与している。

細胞間物質は，**コラーゲン**（collagen）や**エラスチン**（elastin）などの**結合**

組織（connective tissue，結合織ともいう）と，細胞と結合組織の間のすき間を埋めるゲル状の**基質**（ground substance，間質物質ともいう）から構成される。基質を構成するのは糖タンパク質や糖脂質などである。

　コラーゲンは軟組織に最も多く含まれる素材であり，例えば，腱や靱帯は水分を除いた残りの90％以上はコラーゲンである。このような腱や靱帯は，かなり明確な**階層構造**（hierarchical structure）になっている（**図3.4**）。

線維束
(50 ～ 300 μm)

線維
(0.5 ～ 10 μm)

細線維
(10 ～ 500 nm)

腱・靱帯
(500 μm ～)

マイクロフィブリル
(3.5 nm)

トロポコラーゲン
(1.5 nm)

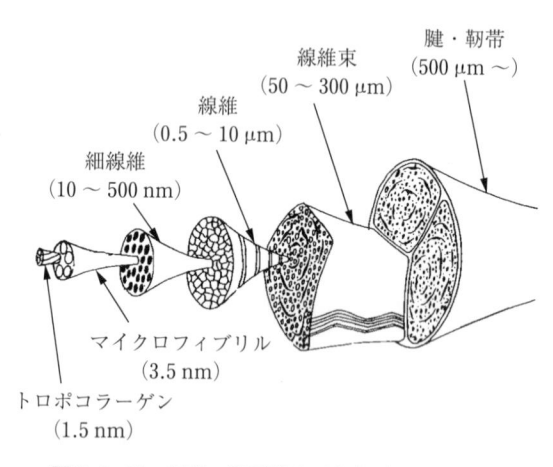

図3.4　腱・靱帯の階層構造（文献3）から作成）

　3本の**コラーゲン分子**（生体タンパク分子）が縄のようにらせん状によられたのが単位素材の**トロポコラーゲン**（tropocollagen）であって，これが並列に寄り集まって線維状になり，直径100 nm前後の**細線維**（fibril，**フィブリル**）を作る。さらにこれが集合して直径1 μmオーダーの**線維**（fiber，**ファイバ**）になる。このコラーゲン線維が並列に集まって直径100 μmオーダーの**線維束**（せんいそく，fascicle）ができ，さらに集合して最終的に腱・靱帯組織を形成する。

　4章で詳しく述べるように，コラーゲン線維からコラーゲン線維束，腱へと階層構造が進むにつれて，強度は大きく増加するが，逆に破断までの伸び（延性）は減少する。素材が弱くても，実際の組織のように高次な構造になるにつれて強度が高くなっていくのは，生体組織が合理的に設計されていることをう

かがわせる。

　このような階層構造は，ヒトが作る材料にも利用されている。例えば，大規模つり橋の一つである明石海峡大橋では，直径約 5 mm の鋼製のワイヤ（wire）を束ねて正六角形のストランド（strand）とし，これをさらに束ねて作られる直径約 1 m のケーブル（cable）を利用して，非常に重い橋げたをつり上げている（図 3.5）。1 本のケーブルには約 4 万本のワイヤが入っていることになり，このような構造をとることによって，強度を維持しながらしなやかなケーブルにしているのである。

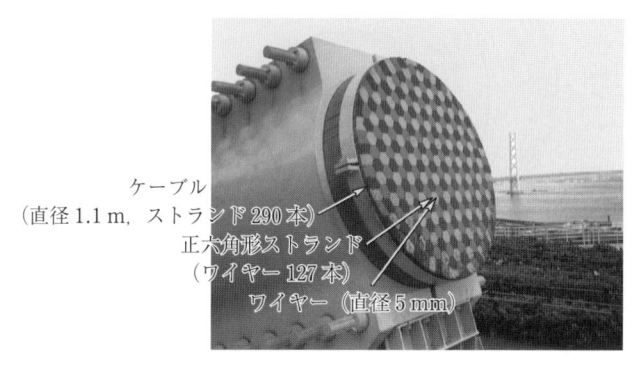

図 3.5　明石海峡大橋に用いられているケーブルの階層構造

　一方，エラスチンは，コラーゲンにほぼ近い組成のタンパク質であり，コラーゲンと同様に線維芽細胞や平滑筋細胞から合成される。単位素材の**トロポエラスチン**（tropoelastin）分子からなる**エラスチン線維**は，一方向に密に配向するコラーゲン線維と違って網目のような構造（図 3.6）をとる。このため

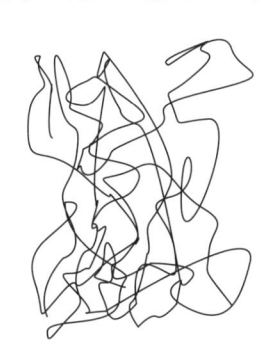

図 3.6　網目構造

に，エラスチン線維はコラーゲン線維よりはるかに弱いが，柔軟に変形できるので，弾性線維とも呼ばれる．エラスチンを多く含む組織は軟らかくて弱い．

動脈壁は，細胞，コラーゲン，エラスチンをほぼ同じ程度の割合で含んでおり，それぞれがもつ特性が組み合わさって，必要とする機能を発揮している．光学顕微鏡で観察すると，動脈壁は，**内膜**（intima），**中膜**（media）および**外膜**（adventitia，外皮ともいう）の3層構造になっている（図3.7）．

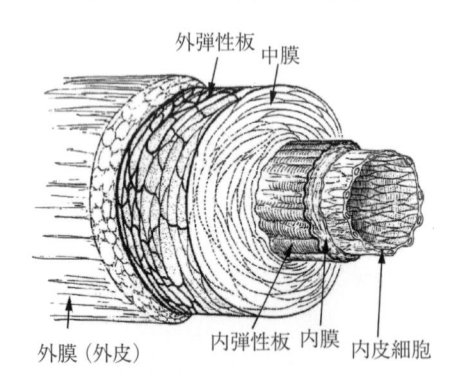

図3.7 動脈壁の構造

血流に触れる血管内表面は血管内皮細胞で覆われており，これを含む内膜は通常は非常に薄いが，動脈硬化になるとこの内膜層に脂質などが入り込んでかなり厚くなる（5章）．血管内皮細胞は，このように物質透過や，血管壁のトーン（緊張），血管形成などに関係する．内膜とその外側にある中膜の間には**内弾性板**（internal elastic lamella）が，中膜と外膜の間には**外弾性板**（external elastic lamella）が存在する．これら弾性板はおもにエラスチンからなる．

血圧など血管壁に作用する力を支える主体は中膜である．これは，エラスチン，コラーゲン，平滑筋細胞などから構成され，血管の機能が十分に発揮できるように，部位によってこれらの割合（分率），配置，方向が異なる．これらのうち平滑筋細胞は，物理的，化学的刺激によって収縮し，血管径を変化させて血圧を調節する．図3.8は動脈壁断面の組織を示しており，血流側の表面には点状の血管内皮細胞が見える．また，その下の中膜には，紡錘形の平滑筋細胞，円周方向（写真では左右方向）に比較的長く伸びたコラーゲン，および網目状のエラスチンが観察される．

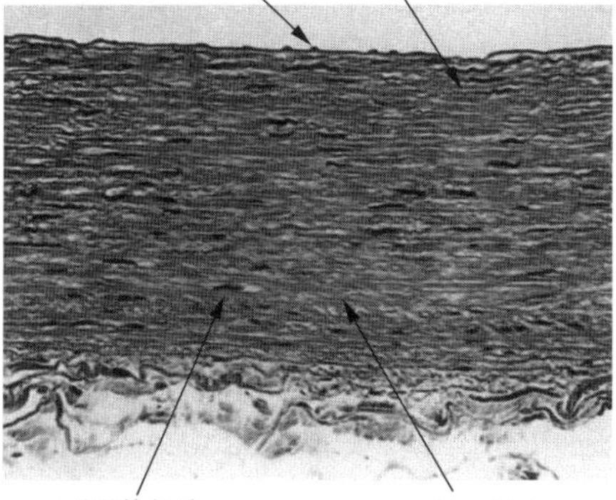

内腔（血流）側　内皮細胞　エラスチン

図3.8 動脈壁横断面（左右方向が円周方向）の組織写真（HE染色処理）

平滑筋細胞　コラーゲン

大口径（大きい直径），中口径（中程度の直径）の動脈では，心臓から遠くへ離れるにつれてエラスチンは減少し，コラーゲンと平滑筋細胞は増加する．例えば，イヌの胸部から大腿部にわたる三つの動脈におけるこれらの壁に占める割合をみると，胸大動脈に比べて総腸骨動脈ではコラーゲンは40％，平滑筋細胞は24％増えるが，エラスチンは51％も減少する（**表3.4**）．

表3.4 イヌ動脈の組成（組織断面積分率，文献4）から抜粋）

組　成	胸大動脈〔％〕	腹大動脈〔％〕	総腸骨動脈〔％〕
コラーゲン	20.6	27.5	28.9
エラスチン	46.1	37.4	22.5
平滑筋細胞	36.2	35.7	44.9

すでに述べたように，コラーゲンは強くて変形しにくく，エラスチンは弱いが柔軟であり，平滑筋細胞は収縮したり弛緩したりする．このことと表3.4に示す組成から，心臓に近い動脈（ここでは胸大動脈）はしなやかに変形でき，心臓から遠ざかるにつれてしだいに変形しにくくなるが，強度が増すのがわかる．また，心臓から遠い動脈（末梢動脈）には平滑筋細胞が多く含まれるので，収縮しやすい．

また，血圧によって生じる応力が作用する円周方向に，コラーゲン，エラスチン，平滑筋細胞が向いており，この方向とこれに垂直な半径方向（図3.8で

は上下方向）とでは力学特性が異なる．すなわち，動脈壁は異方性の強い材料であると言える．

　膝頭（ひざがしら）の下方にある**膝蓋腱**（しつがいけん，patellar tendon）の主体はコラーゲンであって，コラーゲン線維の間に線維芽細胞が散在する（**図3.9**）．この図で，細長い斑点状に見えるのが紡錘形の線維芽細胞である．細胞の周囲にあるコラーゲン線維は，力が作用しない状態ではこの図のように波状の**クリンプパターン**（crimp pattern）を示す．力が作用すると，コラーゲン線維は力の方向（長軸方向，この写真では左右方向）に伸びて整列（配向）し，クリンプパターンは消える．

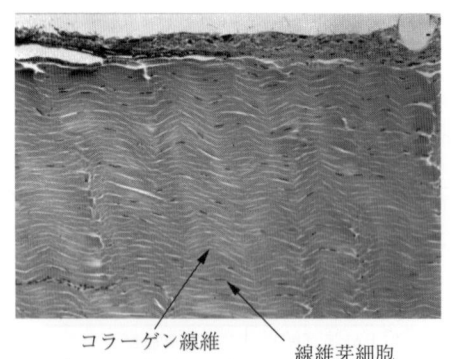

図 3.9 膝蓋腱縦断面（長軸方向断面）の組織写真（HE 染色処理）

コラーゲン線維（クリンプパターン）　　線維芽細胞

　ところで，アキレス腱（Achilles tendon）などの**腱**（tendon）は骨と骨格筋とをつなぎ，前十字靭帯（anterior cruciate ligament）などの**靭帯**（ligament）は骨と骨とを連結するが，腱と靭帯の間で組織や組成はほとんど違わない．なお，上で述べた膝蓋腱は膝蓋骨と脛骨をつなぐので，定義に従ってこれを膝蓋靭帯（patellar ligament）と呼ぶこともあるが，膝蓋骨が大腿四頭筋（だいたいしとうきん）に直結していることから，膝蓋腱と呼ぶのが一般的である．

　腱や靭帯のようにコラーゲンが一方向に整列（配向）している組織（図 3.9 参照）では，この方向の強度は高いが，これに直角な方向には非常に弱く，異方性が非常に強い．腱や靭帯には通常はほぼ一方向にしか力が作用しないので，この構造で十分である．

上で述べた動脈壁や腱の例からもわかるように，いずれの軟組織も単一の素材でできているのではなく，コラーゲン，エラスチン，細胞などの複数の素材から構成される不均質材料である．さらに，細胞と結合組織の間のすき間を，ゲル状の糖タンパク質や糖脂質などが埋めている．このような材料は，いわゆる固体のようには振る舞わないでやや液体に似た性質，すなわち粘弾性を示す．生体組織はこのような素材，組成，構造になっているので，異方性や不均質性，粘弾性を始めとしていくつかの特徴的な力学的性質をもっている．これらについては，4章でまとめて説明する．

歩いたり走ったりする運動は，**骨格筋**（skeletal muscle）の収縮によって行われる．骨格筋は自身の意志によって動かすことができるので，**随意筋**（ずいきん，voluntary muscle）と呼ばれ，運動神経によって制御されている（**図3.10**）．

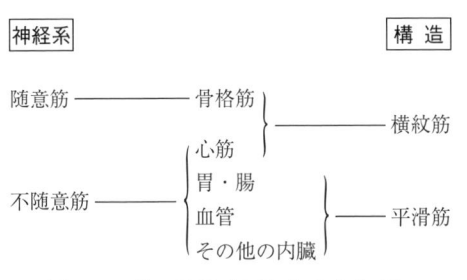

神経系		構造
随意筋 —— 骨格筋	}	横紋筋
不随意筋 —— { 心筋 / 胃・腸 / 血管 / その他の内臓	}	平滑筋

図3.10 筋の分類（文献5）から作成）

一方，内臓では，例えば心臓や胃，腸などは一刻も休まず運動しており，これを行っているのは心臓では**心筋**（cardiac muscle），胃や腸では**平滑筋**（smooth muscle）である．心筋と平滑筋はわれわれの意志とは関係なく動くので，**不随意筋**（involuntary muscle）と呼ばれ，自律神経によって制御されている．

骨格筋と心筋を適当な倍率の顕微鏡で観察すると，構造を反映した周期的な濃淡の横縞が観察されるので，**横紋筋**（striated muscle）とも呼ばれる．

筋も，腱・靭帯における図3.4のような階層構造をとり，筋，筋線維束，筋線維へと階層的に小さくなり，筋線維は筋原線維とその周囲を埋める形質（結

合組織）からなる．筋原線維は 100 nm サイズのアクチンフィラメントとミオシンフィラメントからなり，これらはそれぞれ**アクチン**（actin）分子と**ミオシン**（myosin）分子が重合したものである．筋の収縮は，アクチンフィラメントとミオシンフィラメントの相互作用によって生じる．

3.3 細胞の構造

細胞（cell）は，原核細胞と真核細胞に大別される．細菌などは**原核細胞**（procaryotic cell）であって，細胞膜の内部には核などの構造物はほとんどない．これに対して，**真核細胞**（eucaryotic cell）は，細胞膜の内側に核をはじめとする多数の小さな器官を含んでいる（図 3.11）．

多数の細胞からなる一般的な生物では，すでに説明したように，細胞と結合組織，間質物質などが集合して組織（tissue）を形成し，さらに器官，臓器（organ）になる．このような組織を構成する細胞は真核細胞であるので，本書では特に断らない限り真核細胞について述べる．

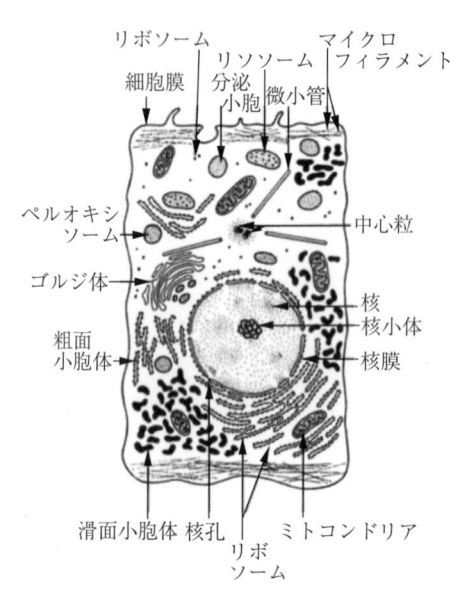

図 3.11 細胞の構造[5]

細胞は，生体の形態的，機能的単位の一つであって，多くは核とその周囲にある細胞体とが，細胞膜によって取り囲まれる構造をとっている．1 章で述べたように，材料に関する基本的法則であるフックの法則を発見したロバート・フックが，コルクの木を顕微鏡で観察（図 1.12）して，それが多数の小さい部屋（cell）から構成されていることから，「cell」という言葉とその概念を提

3.3 細胞の構造

案した。

核（nucleus）は，細胞の遺伝情報系の中心であって，DNA 分子の保存と複製など生物にとっての本質的な活動を制御，展開している。細胞体には，細胞を構造体として維持するための**細胞骨格**（cytoskeleton），各種物質の合成や代謝を行う**小胞体**（endoplasmic reticulum），エネルギー産生を行う**ミトコンドリア**（mitochondria）などの細胞質が含まれている。このように，細胞の内部は情報機器，化学プラント，機械装置などがぎっしりと詰まったミクロな大工場と言える。

細胞骨格の主体はマイクロフィラメント（細い線維）で，その中で最も重要なものは**アクチンフィラメント**（actin filament）である。アクチンフィラメントは**ストレスファイバ**（stress fiber）とも呼ばれ，細胞の形態や力学的性質に密接に関わる。

細胞膜（cell membrane）は，**リン脂質**（phospholipid）の親水基が外側になるように並んだ**脂質二重層**（lipid bilayer）に，各種タンパク質が島状に点在する構造をとっている（図 3.12）。細胞膜の表面から外側に，所々で**糖タンパク質**（glycoprotein）が顔を出しており，他の細胞や細胞外分子と相互作用などを行っている。

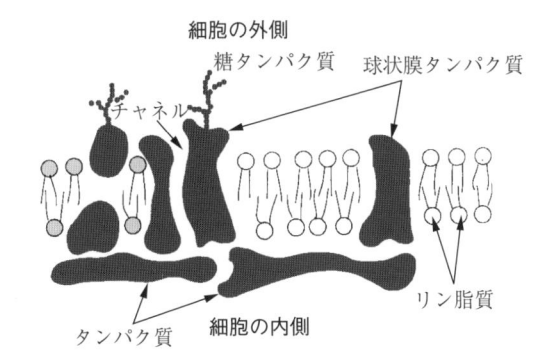

図 3.12 細胞膜の構造[5]

単離して生理的溶液に浮かべると細胞の多くは球状になるが，球状にならない場合もあり，また環境などの条件によって形状は大きく変化する。その大きさは直径数 μm から数十 μm であるが，100 μm を超える大きい細胞もある。

生体内には，部位によって異なるいろいろな細胞がある．例えば，後に述べるように，血液中には**赤血球**（red cell あるいは erythrocyte），**白血球**（white cell あるいは leukocyte），**血小板**（platelet）がある．血管壁にはすでに述べたように，**血管内皮細胞**（vascular endothelial cell）や，収縮型あるいは合成型の**血管平滑筋細胞**（vascular smooth muscle cell）が，骨格筋や心筋には収縮機能をもつそれぞれ**骨格筋細胞**（skeletal muscle cell），**心筋細胞**（cardiac muscle cell あるいは cardiomyocyte）がある．

また，腱・靱帯や皮膚などの結合組織には，コラーゲンを合成する線維芽細胞が，骨には**骨細胞**（osteocyte）のほかに，骨を造る**骨芽細胞**（こつがさいぼう，osteoblast）や骨を吸収する**破骨細胞**（はこつさいぼう，osteoclast）があり，それぞれ特有の機能を発揮している．

参考文献

1) Blitz, R.M. and Pellegrino, E.D. : The Chemical Anatomy of Bone, J. Bone Joint Surg., **51A**, pp. 456-466 (1969)
2) 林紘三郎 : バイオメカニクス　第6刷，コロナ社 (2012)
3) Kastelic, J., Galeski, A. and Baer, E. : The Multicomposite Structure of Tendon, Connective Tissue Research, **6**, pp. 11-23 (1978)
4) 林紘三郎，佐藤正明，半田　肇，森竹浩三 : 血管壁のバイオメカニクス的研究（血管変形特性測定装置の試作と血管壁構成要素の断面積分率測定法について），材料，**22**, pp. 538-543 (1973)
5) 日本機械学会編 : 生体機械工学　第6刷，日本機械学会 (2006)

4 生体組織・細胞の力学特性

　本章では，生体組織と細胞の力学的性質について説明する。これを理解するために，まず，材料力学，固体力学の基礎的事項について解説する。ついで，力学特性を調べる試験方法と解析法について述べる。最後に，生体組織の力学特性に共通する特徴について要約したあと，これをふまえて生体硬組織，生体軟組織，および細胞の力学的性質の例を紹介する。

4.1 材料・固体力学の基礎

　3章で述べたように，生体組織の多くは階層的な構造になっているので，からだ全体，臓器・器官，それらを構成する組織や細胞，さらにはそれらのもとになる原子・分子などのように，いろいろな段階のスケール，サイズから生体を見たり，取り扱ったりすることができる。他の分野と同様に，バイオメカニクスの領域でも，マクロなからだ全体や器官，組織などから，マイクロサイズ（micrometer size）の細胞，さらにはナノサイズ（nanometer size）の分子や原子へと，研究が進むにつれてしだいに小さいサイズのものへ関心が広がっている。

　無数の原子，分子から構成されるマクロなレベルの器官や組織，マイクロレベルの細胞を取り扱う場合には，これらおのおのの中では物質が連続した物体（連続体）と見なすことができる。本書では，主として器官や組織を対象とするバイオメカニクスを取り上げるので，ここでは**連続体の力学**（continuum mechanics）について説明する。

4.1.1 応力とひずみ

物体に力がどのように作用するのか，外部から力が作用したときに物体内部で力がどのように分布するのか，このときに物体はどのように変形するのか，などを取り扱う学問を材料力学，あるいは固体力学と呼ぶ。

物体に作用する力のうち最も単純なものは**引張り荷重**（tensile load）である。一例として，生体から切り出した腱に引張り荷重を作用させて，その強さを調べてみる（図 4.1）。この場合，個体によって腱の寸法は異なり，同じ材質の腱であっても，太い腱のほうが細いものより大きい荷重に耐えることができる。このままでは，お互いの腱の間で力学的な性質（後述する弾性係数など材質そのものの性質）を比較することはできない。そこで導入されるのが，物体の単位断面積あたりの荷重（力）を表す**応力**（stress）である。

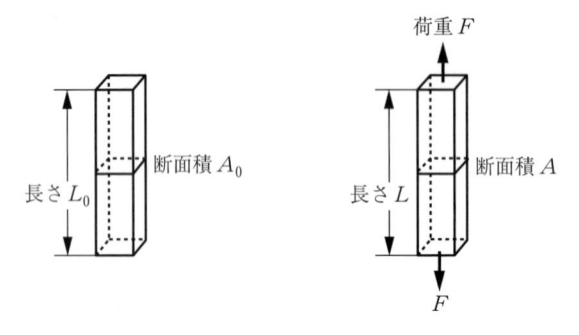

図 4.1 引張り荷重が作用する前後の物体のサイズ

図 4.1 に示すように，物体に引張り荷重（力）F が作用する場合に，この荷重の方向に対して垂直な断面に生じる応力 σ は次式で表される。

$$\sigma = \frac{F}{A_0} \tag{4.1}$$

ここで，A_0 は力が作用しないとき（無負荷時）の物体の断面積である。この応力は考えている面に垂直な方向の応力であるので，後に述べる面に平行なせん断応力と区別して，**垂直応力**あるいは**法線応力**（normal stress）と呼ぶこともある。

実際には，物体に引張り荷重 F が作用すると，断面積 A_0 は少し減少して

A へと変化するはずであるので，F/A がそのときの正確な応力である．しかしながら，変形が非常に小さいときには A は A_0 にほぼ等しいと見なせるので，通常は F/A_0 で表される応力を使う．これら二つの応力を区別して使うときには，式 (4.1) で表される応力を**公称応力**（nominal stress）または工業応力（engineering stress），F/A で表される応力を**真の応力**（true stress，真応力ともいう）と呼ぶ．

骨や歯は硬組織と呼ばれるように硬くて，変形が小さいので，いずれの応力でもあまり違わない．しかしながら，血管壁や皮膚などのように軟らかくて，大きく変形する軟組織では，作用する荷重が大きくなると，あるいは変形が進むと断面積は大きく変化する．このような場合には，公称応力よりも真の応力を使う方が正確であるが，取り扱いが厄介であるので，便宜的に公称応力が使われることが多い．

このように，生体軟組織を対象とする場合には，二つの応力が大きく異なるので，正確をはかる必要がある場合には，いずれの応力を使っているのかを明らかにし，理解することが重要である．なお，機械の部品などでは，日常的な荷重が作用してもほとんど変形しない範囲で用いられるので，公称応力を用いて設計されている．

すでに詳しく説明したように，力の単位はSIではN（ニュートン），面積の単位は m^2 であるので，式 (2.83) で表したように応力の単位は N/m^2 となり，これを Pa（パスカル）と表す．すなわち

$$1\,\text{Pa} = 1\,\text{N/m}^2 = 1\,\text{kg/ms}^2 \tag{4.2}$$

無負荷時に長さが L_0 であった物体は，引張り荷重が作用することによって荷重の方向に伸びて長さは L になるものとする（図 4.1）．同じ材料でできた物体であっても，もとの長さ L_0 が大きいほど，荷重が作用したときの長さ L は大きくなるので，お互いの間で変形の大きさを比較することが難しい．そこで，変形や伸びを一般的，普遍的に扱うために，生体軟組織に対しては次式で表される**伸長比**（extension ratio）λ がよく用いられる．

$$\lambda = \frac{L}{L_0} \tag{4.3}$$

すなわち,伸張比は変形後(負荷時)の長さの変形前(無負荷時)の長さに対する比である。このときの伸び ΔL は次式で表される。

$$\Delta L = L - L_0 \tag{4.4}$$

工学の分野,特に機械の設計などでは,変形が非常に小さいので,その大きさを表すものとして,応力に対するのと同じように,次式で表される**ひずみ**(strain) ε が用いられる。

$$\varepsilon = \frac{\Delta L}{L_0} \tag{4.5}$$

すなわち,ひずみは負荷によって生じる伸びの変形前(無負荷時)の長さに対する比である。これらの式を用いると,ひずみ ε と伸長比 λ との間にはつぎの関係が成り立つ。

$$\varepsilon = \frac{\Delta L}{L_0} = \frac{L - L_0}{L_0} = \frac{L}{L_0} - 1 = \lambda - 1 \tag{4.6}$$

なお,荷重が作用して長さが L になっている状態から,荷重が少しだけ増えて,ΔL の伸びが生じたときのひずみを $\Delta L/L$ で表すこともできる。このひずみを**真のひずみ**(true strain)と呼ぶ。応力の場合と同様に,このひずみと式(4.5)で表される**公称ひずみ**(nominal strain)とを区別する必要がある。特に生体軟組織では,体内で作用する程度の荷重のもとでもかなり大きく変形するので,応力と同じように,使っているひずみがいずれであるのかをはっきり区別しておかなければならない。

図4.1は引張り荷重が作用する場合について示しているが,負荷の方向が反対になった**圧縮**(compression)の場合も同様に取り扱うことができる。一般的には,圧縮の応力やひずみは数値にマイナス(-)をつけて表す。

これらと大きく異なるのは**せん断**(shear)である。**図4.2**に示すように,ある面に沿った方向(平行方向)に荷重をかけて力 F が作用するとき,この力(荷重)を**せん断力**(shear force)あるいはせん断荷重と呼ぶ。そして,単位面積あたりの力(荷重)である

4.1 材料・固体力学の基礎

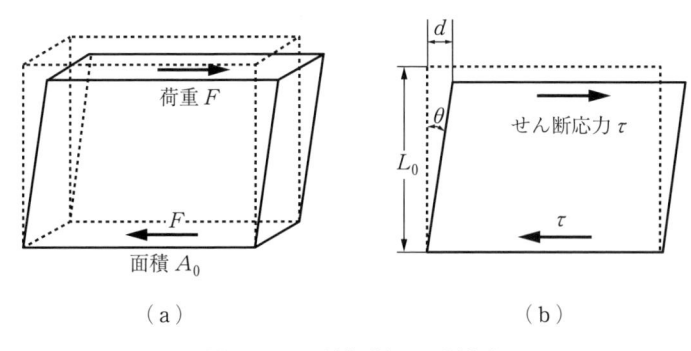

(a)   (b)

図 4.2 せん断荷重とせん断応力

$$\tau = \frac{F}{A_0} \tag{4.7}$$

を**せん断応力**（shear stress）と呼ぶ。せん断応力は面に平行な方向の応力であって，面に垂直な方向の応力である垂直応力とは異なる。また，5章で述べるように，せん断応力は流体に対しても定義することができ，流れの解析に利用される。

図 4.2 (a) の物体の手前にある面を考え，図 (b) に示すようにその高さを L_0，せん断応力 τ による左上の点の右方向へのずれを d，ずれの角を θ とすると，**せん断ひずみ**（shear strain）γ は

$$\gamma = \frac{d}{L_0} \fallingdotseq \tan\theta \fallingdotseq \theta \tag{4.8}$$

で表される。この式の ≒ は近似的に等しいことを表す記号であって，d あるいは θ がごく小さいときにこの式は成り立つ。

また，**図 4.3** (a) に示すように，例えば二つの支点（三角形の頂点）の上に置いた棒に，上から下の方向に荷重 F を作用させると，この棒は曲がるよ

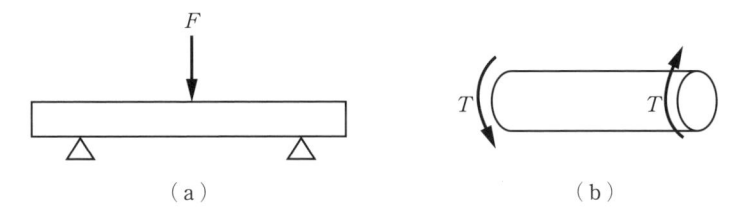

(a)   (b)

図 4.3 曲げ荷重とねじり荷重

うに変形する。このような荷重を**曲げ荷重**（bending force）と呼ぶ。この棒の内部の下面近くでは左右方向に引張り応力と引張りひずみが，上面近くでは左右方向に圧縮応力，圧縮ひずみが生じる。

さらに，図（b）のように，棒を回転させる（ねじる）ように荷重 T が作用する場合に，この荷重を**ねじり荷重**（torsional force）と呼ぶ。この場合，棒の内部では，円周方向にせん断応力，せん断ひずみが生じる。このような回転力の大きさを**モーメント**（moment）と言い 34 ページの式（2.54））で表される。特にこの図のような円柱形部材の中心軸まわりのモーメントは**トルク**（torque）と呼ばれ，式（2.54）で使った M の代りに T で表されることが多い。

生体組織を含めて，実際に使用されている物体，部材では，上に述べたような引張り荷重や，曲げ荷重，ねじり荷重などのような単純な荷重が作用しているのはごくまれであって，多くの場合，これらの荷重が重複，複合して作用している。

4.1.2 応力とひずみの関係

材料の基本的な力学的（機械的）性質を求める場合には，一般的には丸い棒や断面が長方形の短冊形状の試験片（試料）を作り，長手方向に引張りの荷重を加えながら，荷重と伸び，あるいは応力とひずみの関係を求める（引張り試験）。実用されている金属などの多くの材料については，このような試験によ

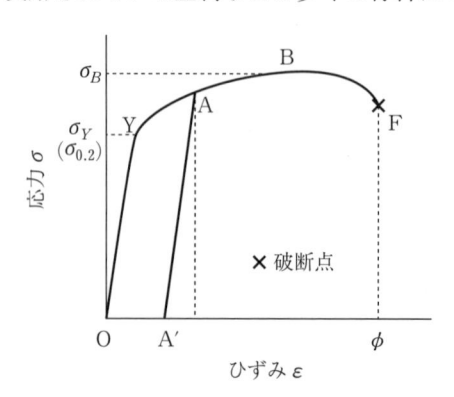

図 4.4 金属などの応力-ひずみ曲線

って膨大な数のデータが得られている。その例が，**図4.4**のような**応力-ひずみ曲線**（stress-strain curve）である。この図では，応力を公称応力で，ひずみを公称ひずみで表している。

応力，ひずみが小さいOYの間では，応力とひずみの間にはほぼ直線関係が成り立ち，途中で応力を除く（ゼロにする）とこの直線に沿って点Oへ戻り，試験片はもとの長さになる。すなわち，OYの間では応力を増減すると試験片は小さく伸縮するが，応力を除くと変形は消える。このOY間の領域を**弾性域**，この領域で生じるひずみを弾性ひずみと呼ぶ。

我々が日常的に使っているほとんどの部品・部材は，この領域に入るように設計されているので，負荷によって生じるひずみ，変形は非常に小さく，荷重を取り除くと，もとの大きさに戻る。このような非常に小さいひずみを**微小ひずみ**と呼び，微小ひずみの領域を扱う材料の力学を**微小ひずみ理論**（infinitesimal strain theory）という。

ひずみが非常に小さい弾性域では，応力 σ とひずみ ε の間には直線（比例）関係が成り立ち，この関係を次式で表すことができる。

$$\sigma = E\varepsilon \tag{4.9}$$

この関係は，ロバート・フック（13ページ）の名前を冠して，**フックの法則**と呼ばれている。ただし，フックは実際には，物体やばねに力を加えると，荷重 F と伸び δ との間に

$$F = k\delta \tag{4.10}$$

が成り立つことを見つけたのであって，正しくは式（4.9）を提案したのではない。しかしながら，これら二つの式は本質的には同じことを表しているので，いずれにも彼の名前がつけられている。

式（4.9）に含まれる係数（比例定数）E は（縦）**弾性係数**，あるいはトーマス・ヤング（14ページ）にちなんで**ヤング率**と呼ばれる。これは材料固有の（物理）定数であって，弾性域における材料の変形のしにくさを表す。

ところで，図4.1のように，物体の一つの方向に荷重 F を作用させると，この方向に伸びが生じてこの方向にひずみ ε が生じるが，同時に物体は細くな

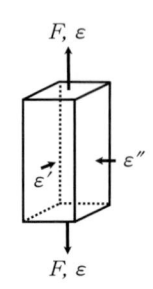

図 4.5 荷重方向のひずみとこれに対して垂直方向のひずみ

って，荷重に対して垂直の方向にもひずみが生じる（**図 4.5**）。これらのひずみを ε'，ε'' とすると，荷重方向のひずみに対するこれらのひずみの比，すなわち

$$\nu = \frac{\varepsilon'}{\varepsilon} \quad \text{あるいは} \quad \nu = \frac{\varepsilon''}{\varepsilon} \tag{4.11}$$

を**ポアソン比**（Poisson's ratio）と呼ぶ。これも材料固有の（物理）定数である。ポアソン比の逆数を**ポアソン数**（Poisson's number）と呼ぶ。

ところで，式（4.9）は，一つの方向の応力とひずみの関係を示すものであるが，実際の部材，部品ではいろいろな方向に応力が作用し，いろいろな方向にひずみが生じる。その代表的な例として，直交する x，y，z の三つの方向に応力 σ_x，σ_y，σ_z が作用して，これらの方向にひずみ ε_x，ε_y，ε_z が生じる場合（**図 4.6**）には，これらの間にはつぎの関係が成り立つ。

$$\begin{aligned}
\sigma_x - \nu(\sigma_y + \sigma_z) &= E\varepsilon_x \\
\sigma_y - \nu(\sigma_z + \sigma_x) &= E\varepsilon_y \\
\sigma_z - \nu(\sigma_x + \sigma_y) &= E\varepsilon_z
\end{aligned} \tag{4.12}$$

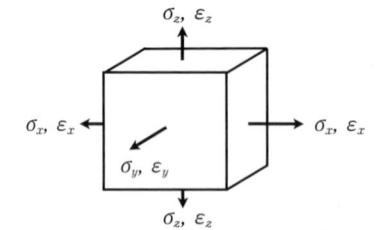

図 4.6 直交する x，y，z 方向の応力とひずみ

一方，図 4.2 のようにせん断荷重が作用した場合にも，せん断応力 τ とせん断ひずみ γ との間には，式（4.9）と同様な次式で示す関係がある。

$$\tau = G\gamma \tag{4.13}$$

ここで，G は E と同様に材料固有の定数であって，**横弾性係数**，あるいは**せん断弾性係数**（shear elastic modlus）と呼ばれる．

例えば鉄に0.2％程度の少量の炭素を加えた軟鋼などでは，応力をゼロからしだいに増加させていくと，図4.4の点Y付近で応力の増加が止まって，しばらくの間はひずみだけが増加する．この現象を**降伏現象**（yielding），この点を**降伏点**（yield point）と呼び，このときの応力 σ_Y を**降伏応力**（yield stress）と名付けている．このような降伏現象は，日常的によく使っている軟鋼に特有の現象である．この応力を超えると大きい（永久）変形が生じるとともに，応力を除いても，もとの大きさ，形に戻らなくなる．この領域を**塑性域**という．このようなことが起こると実用上は非常にまずいので，普通は材料に生じる応力が降伏応力以下（弾性域内）になるように設計している．すなわち，降伏応力が設計の目安となる．

銅やアルミニウムなどの金属や，プラスチックのような硬い高分子では，弾性域から塑性域へゆっくりと移行していくので，その境界点すなわち点Yは明瞭には現れない．このような場合には，0.2％あるいは0.02％のひずみを生じる応力（これらを 0.2％**耐力**あるいは 0.02％耐力と呼び，それぞれ $\sigma_{0.2}$ あるいは $\sigma_{0.02}$ と標記）を設計の目安とする．

以上では，降伏応力 σ_Y，あるいは 0.2％耐力 $\sigma_{0.2}$ などが設計の目安となると述べた．しかしながら，実際の部品・部材などには，いろいろな原因で使用中に過剰な応力が作用することが多いので，設計応力（実際に作用すると推定される応力）を，これらの応力になるように設計すると非常に危険である．そこで，設計に使われる**許容応力**（allowable stress，材料に許される応力）として

$$許容応力 = \frac{基準強さ}{安全率} \tag{4.14}$$

が用いられる．

基準強さとしては，一般的には σ_Y や $\sigma_{0.2}$ が用いられるが，材料や場合によっては引張り強度（図4.4の σ_B）などを用いることもある．また，荷重が繰

り返し作用する場合には，疲労によって材料が破損する危険があるので，疲労限度（耐久限度）が用いられる。

上の式にある**安全率**（safety factor，**安全係数**ともいう）は，設計者が資料や経験に基づいて決める値であり1より大きい。これを小さくするように設計すれば，材料が少なくてすみ安価なものができるが，一方では危険度が増える。反対に，これが大きくなるように設計すれば安全にはなるが，使う材料が多くなって高価になる。したがって，安全率の設定は，設計者の腕の見せどころと言えるのである。

安全率を利用すると，生体組織の安全性の評価ができる。例えば，通常の歩行で $F=7.8$ kN の圧縮荷重が作用する大腿骨（断面積 $A_0=6.5$ cm^2）に生じる応力 σ は

$$\sigma = \frac{F}{A_0} = \frac{7.8 \,[\mathrm{kN}]}{6.5 \,[\mathrm{cm}^2]} = \frac{7.8 \times 10^3 \,[\mathrm{N}]}{6.5 \times 10^{-4} \,[\mathrm{m}^2]} = 1.2 \times 10^7 \,[\mathrm{N/m}^2]$$
$$= 1.2 \times 10^7 \,[\mathrm{Pa}] = 12 \times 10^6 \,[\mathrm{Pa}] = 12 \,\mathrm{MPa} \tag{4.15}$$

である。この骨が破壊する圧縮強度 σ_B は約 120 MPa であることがわかっているので，安全係数 S は

$$S = \frac{\sigma_B}{\sigma} = \frac{120 \,[\mathrm{MPa}]}{12 \,[\mathrm{MPa}]} = 10 \tag{4.16}$$

になる。すなわち，通常作用する応力の10倍の応力が負荷するまで，この骨は破壊しないことになる。言い換えれば，この骨は10倍の安全度をもっていることになる。

すでに述べたように，図4.4で，降伏応力や0.2％耐力（点Y）を超えたあとさらに荷重を増加させると，すなわち弾性域を超えて塑性域に入る荷重を加えると，応力の増加とともにひずみもしだいに増加していく。そして，応力をゼロに戻しても試験片の長さはもとには戻らず，ひずみは点Oには帰ってこない。

塑性域の，例えば点Aまで応力を増加させたのち応力を減少させると，直線OYに平行な直線AA′に沿ってひずみは減少する。そして，応力がゼロに

なると点 A′ に達して，試験片には OA′ 分のひずみが残る．すなわち，ひずみがゼロにならないで，OA′ の大きさの永久変形が生じる．このようにして生じるひずみを**永久ひずみ**（permanent strain），あるいは**残留ひずみ**（residual strain）と呼ぶ．

点 A を過ぎてさらに荷重を増加させていくと，応力は点 B で最大になり，その後は減少して点 F で試験片は破断する．点 B の応力 σ_B を**引張り強度**（tensile strength，引張り強さもいう）と呼ぶ．この応力は，その材料の強さの目安となるので重要である．点 B までは，試験片断面が円形ならば円形のまま，長方形なら長方形のまま，試験片全体が一様に細くなりながら伸びる．しかし，点 B を過ぎると試験片の一部が細くなって**くびれ**（necking）が生じ，その部分が集中的に細くなりながら最終的に点 F で破断する．

この点を**破断点**（breaking point あるいは failure point）と呼び，この点までの伸びひずみ ϕ を**破断ひずみ**（strain to fracture または strain to failure）あるいは単に**伸び**（elongation）と呼んで，材料の伸びやすさを表す目安とする．

なお，鋳鉄やいろいろな金属成分を含む合金鋼などのもろい材料（**脆性材料**(ぜいせい)）では，図 4.4 で点 Y を過ぎたあと応力が増加しても，YBF の曲線のようには大きく変形しないで，小さく変形したあと急に破断する．このような脆性材料に対して，図 4.4 に示すように大きく変形して伸びる材料は**延性材料**と呼ばれる．

骨などの生体硬組織の応力-ひずみ関係は，おおむね図 4.4 に示すような曲線を示すが，皮膚や血管壁などの生体軟組織や多くのゴム状高分子の応力-ひずみ関係は，これとは大きく異なり下に凸の曲線（**図 4.7**）になる．しかも数十％というかなり大きいひずみの範囲で弾性を示し，応力を除くと点 O に戻る．すなわち，弾性域であっても，図 4.4 の OY 間のような直線関係を示さないで非線形な曲線となる．このために，弾性域における応力-ひずみ関係は，式（4.9）で表されるフックの法則に従わず，かなり複雑な式になる．しかも，変形がかなり大きい（大変形）ので，その力学特性を扱うのに，上に述べた微小ひずみ理論を使うことはできず，**有限変形理論**（finite deformation theory，

68　4. 生体組織・細胞の力学特性

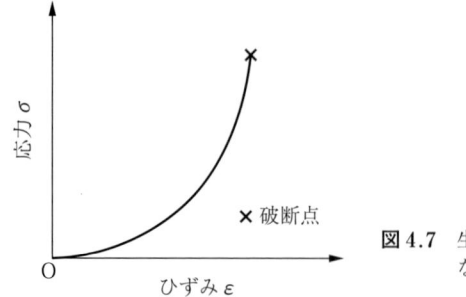

図 4.7 生体軟組織やゴム状高分子などの応力-ひずみ曲線

大変形理論ともいう）を使わなければならなくなる[1),2)]。

4.1.3 粘弾性モデル

　図 4.4 や図 4.7 には，試験片に作用させる荷重を遅い速度でゆっくりと（これを静的にという）増加させた場合の応力-ひずみ曲線を示しており，時間や負荷（変形）速度の効果は入っていない。しかしながら，生体組織は実際には，硬組織でも軟組織でも時間の経過とともに応力やひずみが変化したり，作用する荷重の速度によって性質が変化したりする。このような性質を**粘弾性**（viscoelasticity）という。

　例えば，**図 4.8**(a)で示すように，材料に荷重（応力）を加えると，まずこ

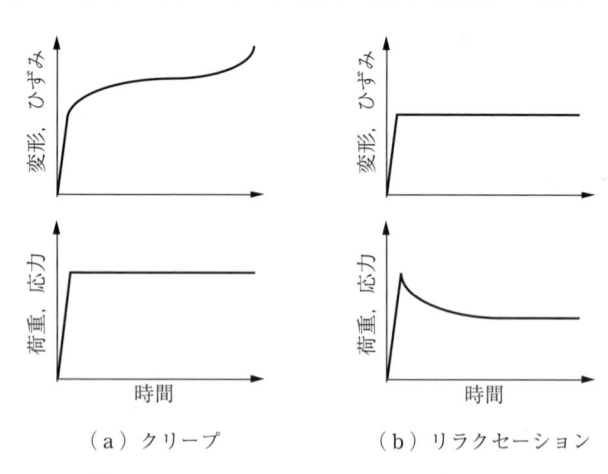

（a）クリープ　　　　　（b）リラクセーション

図 4.8　クリープとリラクセーション（応力緩和）

れに応じた変形（ひずみ）が生じる。引き続いて荷重（応力）をある一定値に保持すると，荷重が一定に保たれているにもかかわらず，時間とともに始めのうちはやや大きく伸び，続いてほぼ一定の伸び速度（変形速度）で変形し，やがて再び大きく変形したあと破断に至る。この現象を**クリープ**（creep）という。

一方，図(b)に示すように，荷重（応力）を作用させて材料を変形させたのち，変形（ひずみ）を一定に保つと，応力（荷重）は始めのうちは大きく，引き続いて徐々に減少する。この現象を**リラクセーション**（relaxation）あるいは**応力緩和**（stress relaxation）という。

生体組織には，水などの液体成分や基質などのゲル状物質が多く含まれているので，粘弾性をもち，クリープやリラクセーションを示す。例えば，ヒトが長時間立った状態でいると身長が減少する。これは，脊柱の椎間板や関節の軟骨が時間とともにしだいに圧縮変形（クリープ変形）するためであり，実際に，1日で脊柱，したがって身長が1cm近くも減少するという報告[2]がある。骨や血管でも粘弾性があり，これに関して多くの基礎的研究があるが，実生活では生理学的にこれが問題となることはほとんどない。

多くの金属材料では，常温（室温）ではクリープやリラクセーションは起こらないが，高温になるとこれらの現象が現れる。したがって，高い温度にさらされる部品・部材を設計する場合には，クリープやリラクセーションを考慮しなければならない。一方，プラスチックやゴム状高分子材料では，常温でもこれらの現象が現れる。

これらに加えて，生体組織に荷重（応力）を作用させたのちに除荷すると，**図4.9**に示すように，負荷過程と除荷過程では同じ荷重-変位曲線（応力-ひずみ曲線）をたどらない。このことは，負荷と除荷を何度も繰り返す過程でも起こる。言い換えれば，力学特性には，現在加えられている力だけでなく，過去に加わった力の影響も現れるのである。このような現象を**ヒステリシス**（hysteresis）**現象**，あるいは**履歴現象**と呼ぶ。生体組織で観察されるヒステリシス現象は，状態が時間に依存して変化する粘弾性の現れである。

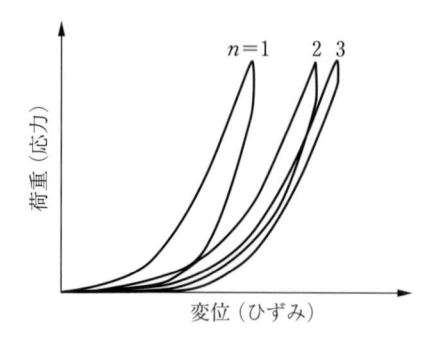

図4.9 ヒステリシス現象（n は負荷・除荷の繰り返し回数を表す）

この図で，負荷と除荷を何度も繰り返すと，最終的には安定した曲線になるが，それでも一般的には負荷と除荷の曲線は同一にはならないで，開いた曲線になる。生体内では，組織にはつねに負荷が繰り返して作用し，このような安定した挙動（開いた曲線）を示している。組織を体外に取り出して力学試験を行う場合には，負荷と除荷の繰り返し操作を行ったあとに得られる安定した曲線をデータとしなければ，生体内の挙動を再現することにはならない。このように，実験に先立って負荷と除荷の繰り返し操作を行うことを**プレコンディショニング**（preconditioning）[2)] という。

このような粘弾性挙動を取り扱うためには，**図 4.10** に示すようなばね（spring）とダッシポット（dashpot）を組み合わせた力学モデルがよく使われる。ばねは弾性を，ダッシポットは粘性を代表する。ばねに作用する力を F，

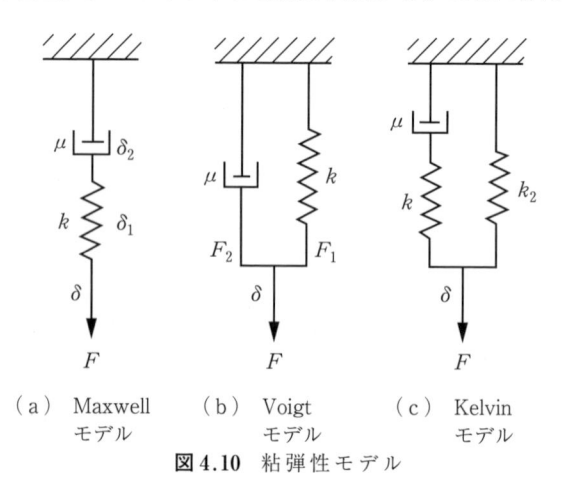

（a）Maxwell モデル （b）Voigt モデル （c）Kelvin モデル

図 4.10 粘弾性モデル

これによって生じる変形（変位）を δ とすると，両者の間には式（4.10）に示した次式が成り立つ．ここで k はばね定数で，弾性係数に相当する．

$$F = k\delta \tag{4.17}$$

一方，ダッシュポットは，油が入ったポット（つぼ）の中にピストンを入れたモデルである．油が粘性（粘性係数 μ）をもつために，ピストンをゆっくり（低速度で）動かす場合には小さい荷重で動くが，速く動かす場合には抵抗が増えて大きい力が必要になる．そこで，荷重が変形速度 $d\delta/dt$ に比例するとして，両者の関係を次式で表現する．

$$F = \mu\left(\frac{d\delta}{dt}\right) \tag{4.18}$$

ばねとダッシュポットを直列に配置する **Maxwell モデル**（マックスウェルモデル，図4.10(a)）では，作用する荷重 F は両方とも同じで，それぞれの変位 δ_1 と δ_2 の和が全体の変位 δ になる．したがって，つぎの式が成り立つ．

$$F = k\delta_1, \qquad F = \mu\left(\frac{d\delta_2}{dt}\right) \tag{4.19}$$

$$\frac{d\delta}{dt} = \frac{d(\delta_1 + \delta_2)}{dt} = \frac{d\delta_1}{dt} + \frac{d\delta_2}{dt} = \frac{dF/dt}{k} + \frac{F}{\mu} \tag{4.20}$$

一方，ばねとダッシュポットを並列に配置する **Voigt モデル**（フォイクトモデル，図4.10(b)）では，両方の変位 δ が同じで，それぞれの荷重 F_1 と F_2 の和が全体の荷重 F になり，つぎの式が成り立つ．

$$F_1 = k\delta, \qquad F_2 = \mu\left(\frac{d\delta}{dt}\right) \tag{4.21}$$

$$F = F_1 + F_2 = k\delta + \mu\left(\frac{d\delta}{dt}\right) \tag{4.22}$$

式（4.20），（4.22）は，それぞれの系における荷重 F，変位 δ，時間 t の間の関係を表す．これら二つのモデルは，想定できる状況の両極端（ばねとダッシュポットに作用する荷重が同じ，あるいは生じる変位が同じ）を表しており，最も簡単なものである．実際はこれらの条件の間にあるので，例えば **Kelvin モデル**（ケルビンモデル，図4.10(c)）のように，二つのモデルを組み合わ

せたものが用いられたりする。このように，基本となる二つのモデルをもとに，多数のばねとダッシュポットをいろいろ組み合わせると，実際の現象をうまく表現できるようにはなるが，ばねやダッシュポットの数が増えるので，それらの定数が表す物理的，生理的意味がわかりにくくなる。

4.1.4　薄肉円筒，薄肉球殻の壁応力

心臓に近くて太い動脈，静脈や，治療のために血管内に挿入する細長いバルーン（風船）などは，直径に比べて壁はかなり薄い。このような円管を，材料力学の分野では**薄肉円筒**（thin-walled tube），あるいは**薄肉円管**と呼ぶ。壁が厚い場合（**厚肉円筒**，thick-walled tube）には，壁の中の応力やひずみの分布を考えなくてはならないが，壁が薄いと応力やひずみは壁内で一様に分布すると仮定してもよい場合がある。ここでは，このような薄肉円筒の内側に圧力 P が作用するときに，壁に生じる円周方向応力 σ_θ を求めてみる。

図 4.11(a)に示すような横断面をもつ長い薄肉円筒（内半径 r_i，厚さ t）の内部に，圧力（内圧）P が作用することを考えてみる。これは，壁がかなり薄い血管に血圧がかかった場合に相当する。ここで，この円筒を，中心を通る紙面に垂直な面で切り，単位長さ（奥行）が 1 のもの（内半径 r_i のリングを半分に割った形状，図(b)）を考えてみる。円筒の内部ではこの面の上方向に内径全体（長さ $2r_i$）にわたって圧力 P が作用する。これに抗するように，壁（両方にあるので厚さは合計で $2t$）には下方向に σ_θ の応力が生じる。

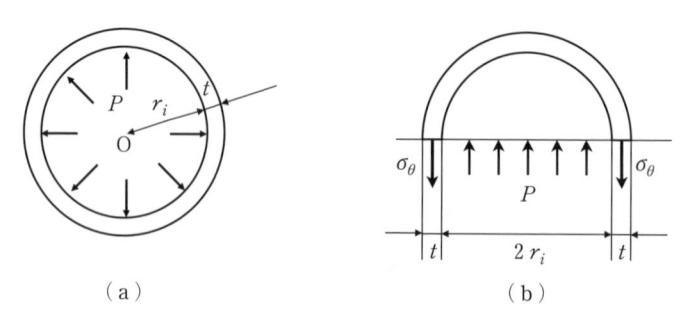

図 4.11　内圧 P が作用する薄肉円筒の応力解析

4.1 材料・固体力学の基礎

この応力 σ_θ による力は圧力 P による力とつり合うので，半リングの奥行が長さ1であるから次式が成り立つ．

$$\sigma_\theta (2t) = P(2r_i) \tag{4.23}$$

したがって，円周方向の応力 σ_θ は次式で表される．

$$\sigma_\theta = \frac{Pr_i}{t} \tag{4.24}$$

この式を用いて計算される応力の値は，t/r_i が 0.1 以下，すなわち壁厚さが内半径の 1/10 以下であれば，計算誤差は，厚肉円筒に対する理論をもとに計算した応力（の平均値）の約 10 % 以内におさまる．式（4.24）は**ラプラース（Laplace）の式**と呼ばれており，血管壁の円周方向応力を見積もるのにしばしば用いられている．

例えば，内径が 20 mm（内半径は 10 mm），厚さ 1 mm の動脈に，血圧 100 mmHg が作用する動脈壁の場合には，100 mmHg=13.3 kPa（式（2.85））であるから，円周方向に生じる壁応力は式（4.24）からつぎのようになる．

$$\sigma_\theta = \frac{Pr_i}{t} = \frac{13.3\,[\text{kPa}] \times 10\,[\text{mm}]}{1\,[\text{mm}]} = 133\,[\text{kPa}] \tag{4.25}$$

同様に，内半径 r_i，厚さ t の壁が薄い**薄肉球殻**（thin-walled spherical shell）の場合も，球殻の中心を通る仮想的な面で切ると，球殻の内部ではこの面の上方向に全面（面積 πr_i^2）にわたって圧力 P が作用する（**図 4.12**）．これに抗するように，壁には全周にわたって下方向に σ_θ の応力が生じる．この場合，壁自体の断面積は近似的に球殻内側の全周 $2\pi r_i$ と壁厚さ t の積になる．

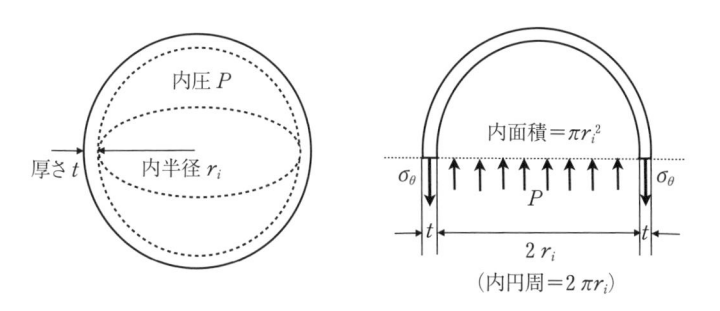

図 4.12 内圧 P が作用する薄肉球殻の応力解析

この応力 σ_θ による力は圧力 P による力とつり合うので，次式が成り立つ．

$$\sigma_\theta(2\pi r_i t) = P(\pi r_i^2) \tag{4.26}$$

すなわち，円周方向の応力 σ_θ は次式で表される．

$$\sigma_\theta = \frac{P r_i}{2t} \tag{4.27}$$

心臓全体や心室は実際には球ではなく，また，壁の厚さもそれほど薄くはないが，これらの壁に生じる円周方向応力を近似的に求めるために，この式がしばしば用いられている．

式 (4.24) と式 (4.27) を比較すると，同じ径と厚さをもつ動脈と心臓に同じ血圧が作用する場合には，心臓の壁に生じる応力は，動脈壁に生じる応力の半分であることがわかる．動脈に比べて心臓に作用する応力の方が小さくなっており，より重要な心臓はより安全になっている．

4.2 生体組織・細胞の力学試験方法

4.2.1 生体組織の力学試験方法

生体組織のみならず，工業材料を含む多くの材料の基本的な力学的性質を求めるには，**単軸引張り試験**（あるいは1軸引張り試験）が一般的に用いられる．これは，すでに述べたように，材料から切り出した比較的薄い長方形断面をもつ板状試験片や，円形断面をもつ丸棒試験片に，図4.1に示すように引張りの荷重を一方向（図では上下方向）に作用させて，荷重と変形（変位）の関係を求める方法である．

この試験には市販の材料試験機（あるいは引張り試験機）を用いるのが一般的であって，試験片の上端と下端を中央部より幾分太くしておき，この部分を試験機のつかみ部（チャックあるいはグリップ）でつかむ．このように作製した試験片を，ダンベル（dumbbell, 亜鈴）型試験片と呼ぶ（**図4.13**(a)）．このような形にしないと，試験片のつかみ部に応力の集中が起って，この部分で大きく変形したり，破損して，材料そのものの性質が求められない．

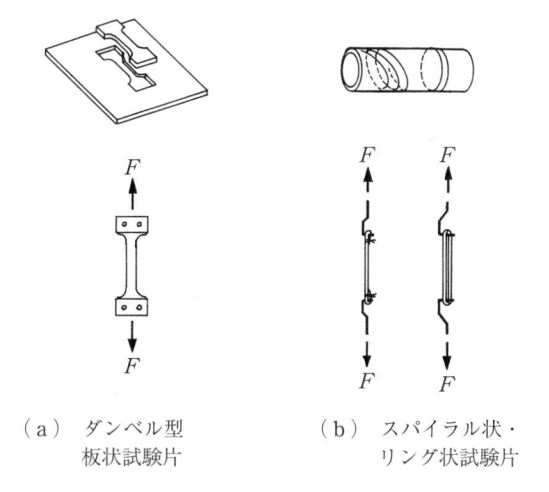

(a) ダンベル型　　　　（b）スパイラル状・
　　板状試験片　　　　　　　リング状試験片

図 4.13 作製した試験片

　血管などのように試料が小さいなどの理由で，このような板状試験片を切り出すことが難しい場合には，スパイラル（らせん）状やリング状に切り出した試験片（図(b)）を用いることがある．

　生体内の骨には圧縮の荷重が作用することが多いので，その試験には上記のような方法を用いないで，断面が一様な試験片に圧縮荷重を作用させて，材料の圧縮特性を調べる（**圧縮試験**）．

　材料の力学的挙動に及ぼす時間や変形速度の効果を表す粘弾性を調べる場合には，以上述べたような引張り試験や圧縮試験を応用した別の試験が行われる．その基本的な試験は，一定の荷重を加えた状態で生じる伸びの変化を測定する**クリープ試験**（creep test，図 4.8(a)）と，一定の伸びを与えた状態で荷重の変化を測定する**リラクセーション試験**（relaxation test，図 4.8(b)）である．なお，リラクセーション試験を**応力緩和試験**（stress relaxation test）と呼ぶことがある．いずれの試験結果にも，時間に伴う材料の力学的挙動，すなわち粘弾性が現れる．

　単軸あるいは 1 軸の引張り試験や圧縮試験からは，図 4.4 を用いて説明したように，弾性係数（ヤング率）や引張り強度のような材料固有の物性値が得られるので，これらの試験は材料の基本的性質を定量的に知るために非常に有用

で，重要である．しかしながら，このような試験では，生体組織から板状などの試験片を切り出して使用するので，結果には切り出しの影響が入る．また，加える荷重や変形が，体内の生理的条件に合っていることを確認する必要があるが，これは非常に難しく，しばしば生理的状態からは遠い実験条件が選択されている．

生体組織については，材料の基本的物性値を決定するのではなく，生体内の形状のままで，しかも生体内に近い環境で，生体内とほぼ同じ条件の荷重，変形を加える試験を行って，実際問題に使えるようなパラメータ（parameter，数値）を得たい場合が多い．このためには，生体内で（*in vivo*，インビボ）力と変形を計測するのが理想的であるが，種々の因子が影響するなどして目的とする計測が難しい場合が多い．これを解決するために，切り出した試料を用いて体外で（*in vitro*，インビトロ）試験し，正確なデータをとることが多い．

例えば，血管の場合には，体外に摘出した血管に対して図 4.14 のような装置がよく用いられる．円管形状のまま生体内長さ（生体内にある動脈の多くは管軸方向に引っ張られている）に保持した状態で生理的血圧範囲の内圧を加

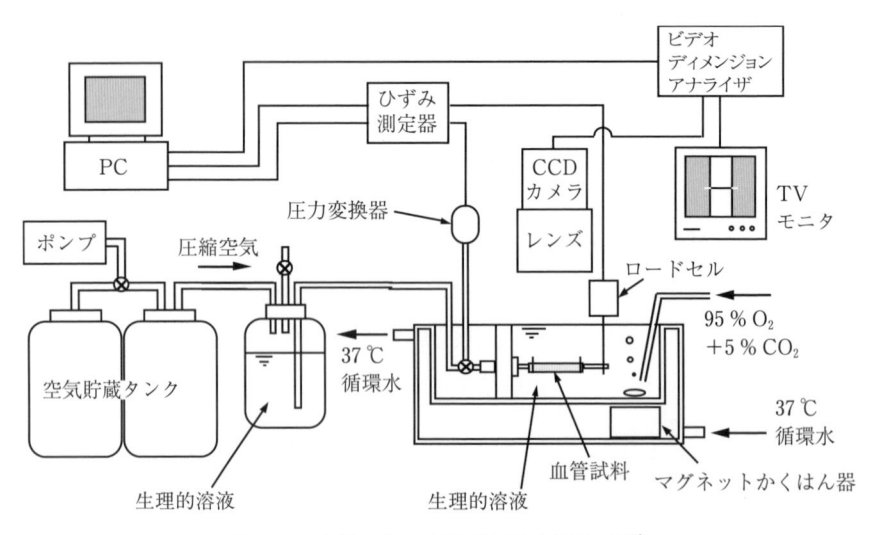

図 4.14 血管の内圧-外径関係測定装置の例[1]

4.2 生体組織・細胞の力学試験方法

え，生じる血管径あるいは径変化を計測して，内圧と径の関係を求め，それから必要なパラメータを求める．

この装置では，空気貯蔵タンク内の空気をポンプで加圧し，タンクに接続したボトルを介して血管内に生理的溶液（例えばKrebs-Ringer液）を送り込んで加圧する．この液に接続した圧力変換器（圧力トランスデューサ，pressure transducer）を用いて血管内圧を測定する．一方，レンズをつけたCCDカメラで血管を撮像し，ビデオ・ディメンジョン・アナライザ（video dimension analyzer）によって画像解析して血管外径を計測する．また，血管長軸方向に作用する力を測定するためのロードセル（load cell）を組み込んでいるので，必要に応じてこの力を測定することもできる．

なお，この試験では，血管壁には内圧によってその円周方向と半径方向に応力が作用し，さらに血管長軸方向に引張って荷重を加えることから軸方向にも応力が作用する．すなわち，この試験から，直交する3方向の応力とひずみの関係を決めることができるので，上記の単軸（1軸）試験に対して，この方法を3軸試験あるいは多軸試験と呼ぶ．生体内にある血管に作用する力学的条件を生体外で再現するので，このような試験から臨床的にも，力学的にも有用なパラメータが得ることができる．

皮膚など，平面と見なせる組織では，面に垂直な方向の応力を無視することができるので，図4.15に示すような方法で試験する．面内の2方向（2軸方向）の荷重F_1とF_2を計測するとともに，試料中央に描いた四角形をカメラで撮像して解析し，これら2方向の変形を測定する．

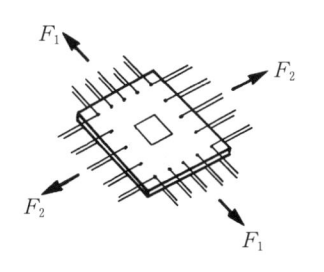

図4.15 皮膚などを対象とする2軸引張り試験の例[1)]

4.2.2 細胞の力学試験方法

研究が進んでいろいろな現象がわかってくるにつれて，それらのメカニズムを知ろうとするのは，研究，学問としては自然な流れであり，マクロからミクロへと関心が移ってくる。バイオメカニクスの分野でも同様な傾向が見られ，しだいに細胞や生体線維，さらには生体分子の力学的性質に関心が寄せられるようになってきている。

細胞のサイズは数 μm から数十 μm と非常に小さいので，その力学特性を計測するにはいろいろな工夫が必要である。これまでに，例えばつぎのような方法が利用されてきた[1]。

a) 細胞の外側をマイクロピペット（micropipette）で吸引して，吸引圧と吸引量とから細胞の力学的特性を求める方法
b) 細胞をカンチレバー（cantilever，片持ちばり，キャンチレバーともいう）で圧迫したり挟んだりして，荷重と変形の関係を求める方法
c) 超小型引張り試験装置によって荷重と変形の関係を求める方法
d) 原子間力顕微鏡を用いて，微小圧子を細胞に押し込み，圧子の押し込み力と押し込み量から力学的性質を求める方法

Sato らは，a) の方法（**図 4.16**）を生体外で培養した血管内皮細胞に応用して，吸引圧 ΔP と吸引長さ L の間には直線関係が成り立つことを示した[4]。この関係は細胞に作用する荷重と生じる変形の関係に相当し，細胞の力学特性を表す。

5章で説明するように，血流によって血管壁内面に作用する応力（壁せん断

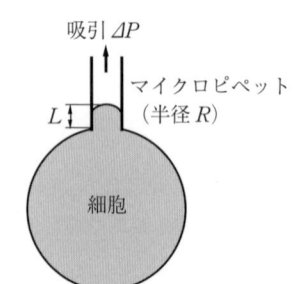

図 4.16 マイクロピペットを用いて細胞の力学特性を求める方法[4]

応力）に対する血管内皮細胞（図3.7, 図3.8）の反応は，動脈硬化の発生に重要な役割を果たすものと考えられている．Satoらは，生体外の実験で，流れの中に置きながら培養した血管内皮細胞から，吸引圧と吸引長さとの間に直線関係があることを見いだした（94～96ページ）．そして，直線の傾きが流れの速さ（正確には壁せん断応力の大きさ）によって変化することを観察し，この結果から動脈硬化発生のメカニズムを論じている．

b) の方法では，図4.17に示すように，基板の上に置いた細胞をカンチレバーの先端部で圧迫し，加えた荷重（多くはカンチレバー先端部の変位を何らかの方法で測定し，これとカンチレバー材料の弾性係数とから計算）と，カンチレバーの変位から力学特性を求める．基板の代わりにカンチレバーをもう一つ使って，細胞を二つのカンチレバーで挟む方法も利用されている．

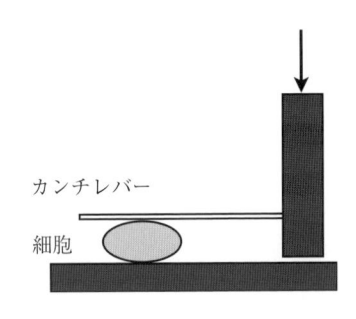

図4.17 細胞をカンチレバーで圧迫して力学特性を求める方法

細胞や生体線維に利用するための超小型引張り試験装置の例を図4.18に示す．ダブルL字形に加工した2本のマイクロピペットの先端に，細胞接着剤を利用して細胞を把持する（図に挿入の詳細図を参照）．右側のマイクロピペットの根元はガラス管を経て，マイクロマニピュレータ（micromanipulator）とアクチュエータ（actuator）に連結されている．このアクチュエータによってマイクロピペットを右方向に移動させながら，細胞に引張り荷重を作用させる．

一方，左側のマイクロピペットの根元はシリコンチューブを介してガラス管，ついでマイクロマニピュレータにつながれている．このマイクロピペットの垂直部は，ロードセルとして利用するカンチレバーに取り付けられており，

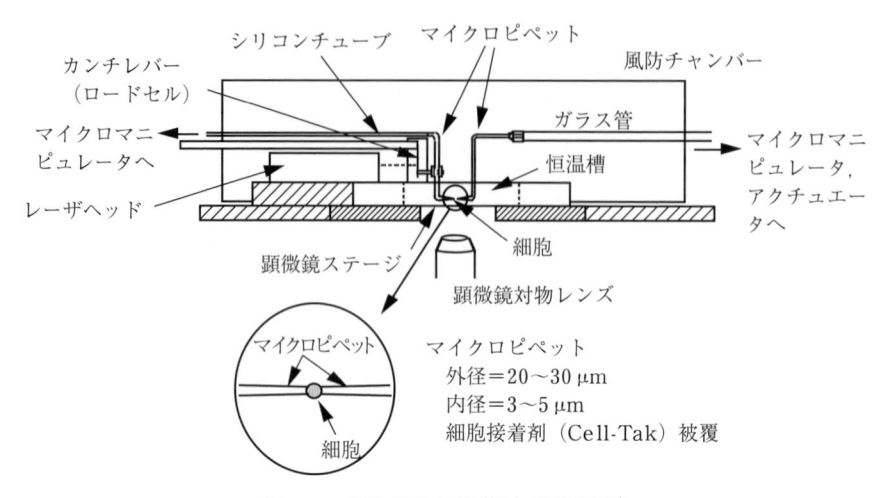

図 4.18 細胞用超小型引張り試験装置[5]

荷重によってわん曲するカンチレバーの上の点の移動（変位）をレーザ距離計で測定し，これから細胞に作用する荷重を求めるようになっている。

また，この装置は倒立顕微鏡のステージの上に乗せられており，細胞そのものの変形（変位）は，装置の下側に置いたレンズ系を介して観察される細胞の像を，ビデオ・ディメンジョン・アナライザで解析して求める。以上から，細胞に作用する荷重と生じる変形の関係が得られる。

なお，細胞は体温に維持された生理的溶液内に保持されるようになっている。また，周囲の空気の動きの影響が入らないように，装置の主要部分は風防チャンバー内に納められているうえに，床などからの振動の影響を除くために，装置全体は除振台の上に設置される。非常に小さい荷重を測定しなければならないので，このような細心の配慮が必要となる。

原子間力顕微鏡（atomic force microscope，**AFM** と略記されることが多い）は，カンチレバーの先端に取り付けた微小なピラミッド形の圧子を材料表面すれすれにスキャン（scan，走査）して，表面の形態（凹凸）をマイクロ，あるいはナノのレベルで測定，観察するのが本来の使い方である。この方法とは違って，この圧子を**図 4.19**(a)のように細胞表面から細胞内に押し込み，作用

(a)

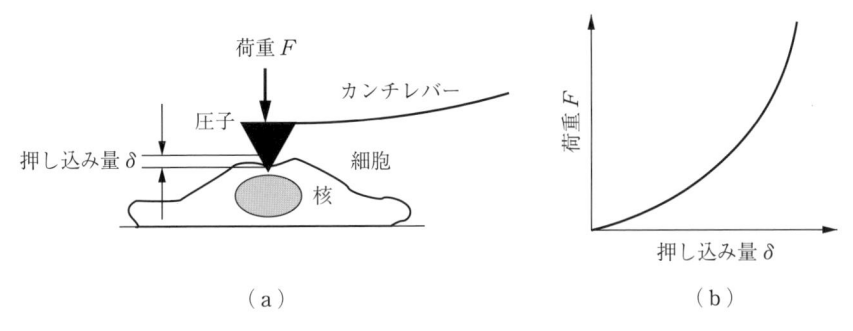

(b)

図 4.19 原子間力顕微鏡による細胞の材料特性の計測

させた荷重と押し込み量を測定すると，図(b)のような関係が得られ，これから細胞の力学特性，スティフネス（stiffness，硬さ）が求められる．一般的には，レーザ距離計で測定されるカンチレバーの先端の変位から荷重を求め，細胞を置いている基板の上方向への移動から押し込み量を求める．

この方法は，上で述べたカンチレバーで細胞を圧迫する方法（図 4.17）と本質的には同じであるが，原子間力顕微鏡の場合は，圧子先端のサイズがナノメーターのオーダーであるので，細胞内の核の上とか，細胞周辺近くとか，一つの細胞の中の局所の力学特性を求めることができるという利点がある（96～98 ページ）．

4.3 生体組織力学特性の特徴

これまでにも簡単に触れてきたように，また次節以下で示す具体的なデータからわかるように，生体組織の力学特性にはいくつかの基本的な特徴がある．ここでは，理解を容易にするためにそれらをまとめて説明しておく．

4.3.1 不 均 質 性

骨にはほぼ同じ量のアパタイト，コラーゲン，水に加えて，細胞が含まれる（表 3.2）．また，皮膚や血管壁などの軟組織は，コラーゲンなどの結合組織や糖タンパク質などの基質から構成されるうえに，いろいろな細胞と多量の水分

を含む（表3.3, 3.4）。これら各素材はそれぞれ特有の性質をもつうえに，組織によって含まれる素材やその割合が異なることから，組織ごとに力学的性質は違う。

このように複数の素材から構成され，材質が均一でない材料は**不均質材料**（inhomogeneous material または heterogeneous material）と呼ばれる。ほとんどの生体組織は不均質材料である。これに対して，例えば，アルミニウムやエポキシ樹脂などのように，単独の素材から構成され，材質が一様な材料を**均質材料**（homogeneous material）と呼ぶ。ただし，このような分類は必ずしも正確なものではなく，マクロに見て均質な材料でも，微細な構造を見ると均質でない場合が多い。

積極的に不均質な構造の材料を人工的に作って使う場合も多い。その代表的な例が**複合材料**（composite material）である。例えば，エポキシ樹脂の中に非常に細いガラス繊維を多量に分散させた材料（ガラス繊維強化エポキシ）は，柔軟で外見がきれいなエポキシ樹脂を強度の高いガラス繊維で強化したものであって，二つの材料の特徴をうまく生かしたものである。このように，ガラスや炭素などの微細な繊維で強化したプラスチックを**繊維強化プラスチック**（fiber reinforced plastics, FRP と略記）と呼ぶ。

4.3.2 異　方　性

生体組織を構成する素材の多くは，不規則にいろいろな方向に向いているのではなく，各組織の機能がうまく発揮できるように特定の方向に向いている。このように特定の方向に要素が向くことを**配向**（orientation）という。

例えば，動脈壁の組織を示す図3.8を見ると，コラーゲン，エラスチン，細胞のほとんどは，左右の方向，すなわち血管円周方向に配向している。血管壁の応力解析に使った薄肉円筒モデル（図4.11）からもわかるように，血圧によってこの方向に応力が生じる。この方向で強度が高く，しかも変形や収縮がしやすいように，この方向に上記の三つの素材が向いているのである。また，単独の材料であっても，分子や線維が向いている方向に強く，これに直角の方

向では弱い。

　このように，方向によって性質が異なることを**異方性**（anisotropy）といい，生体組織の多くは力学的性質に異方性がある。一方，性質や構造が方向に依存せず，いずれの方向でも同じであることを**等方性**（isotropy）という。厳密に言えばほとんどの材料は異方性をもつが，金属やプラスチックなど一般の部品・部材などに使われる材料では等方性と見なして，いずれの方向でも弾性係数が同じであるとする式（4.12）などが設計に使われる。

4.3.3　非線形大変形

　金属やプラスチックなどに作用させる荷重が小さい範囲（弾性域，図4.4のOY間）では，荷重を取り除くと変形がなくなり，もとの形に戻る。また，荷重を増減すると，直線OY上を往復する。しかも，この範囲の最大限度である点Yに達しても生じる変形（ひずみ）は非常に小さく，例えば降伏応力 σ_Y や耐力 $\sigma_{0.2}$ でもひずみは0.002（0.2％）程度にすぎない。すでに述べたように，ほとんどの部品・部材や構造物などは，この範囲内の荷重が作用するように設計されている。

　骨などの硬組織では，ひずみが0.005（0.5％）あたりまでは弾性域で，応力-ひずみ関係は直線である（86ページ，図4.20）。体内の骨には，この範囲の変形しか生じない程度の小さい荷重が作用している。したがって，金属などの設計に使われるフックの法則（式（4.9））が問題なく使える。63ページですでに述べたように，このように微小な変形（ひずみ）の範囲に適用できる力学の理論を**微小ひずみ理論**（infinitesimal strain theory）という。

　これに対して，軟組織では，体内にあって実際の負荷が作用している状態であっても非常に大きい変形が生じるが，それでも荷重とひずみは弾性域内である。例えば，動脈に100 mmHgの血圧（生理的に正常な通常の血圧程度）が作用すると数十％のひずみが生じ，さらにこの血圧を中心にして例えば±20 mmHgの拍動圧が作用しているので，これに±数％のひずみが重畳する。すなわち，この動脈は（数十％）＋（数％）のひずみと（数十％）－（数

％）のひずみの間で弾性変形を繰り返すのである．このひずみの大きさは，上記の骨のひずみに比べてはるかに大きい．

このように大きい変形を取り扱う力学の理論を，前にも述べたように**有限変形理論**（finite deformation theory）あるいは**大変形理論**（large deformation theory）という．この理論は，ゴムの力学を扱う過程で発展してきたものであるが，動脈壁や皮膚などの生体軟組織の解析に応用されている[1),2)]．

さらに，軟組織は弾性域であっても，応力の増加に対してひずみは直線的，比例的には増加しないで，応力とひずみの関係は図 4.7 に示すように**非線形**（nonlinear）な曲線になる．弾性域であるので，応力を増減すると，この曲線に沿ってひずみは増減するとともに，応力をゼロにすると変形はなくなる．曲線のわん曲の程度は組織によって異なるが，いずれの軟組織でも下に凸の J 形の曲線になり，荷重（応力）を加えていくと最初は大きく変形し，その後は変形（ひずみ）の増加度はしだいに低下し，変形しにくくなる．

4.3.4 非 圧 縮 性

水に力を加えると，変形，移動するがその体積は変わらない．例えば，閉じた容器に水を入れある方向から力を作用させると，圧力は増加するが体積は不変である．このような性質を**非圧縮性**（incompressibility）という．表 3.2 で示したように，骨に含まれる水分は約 30 ％ であるが，生体軟組織には 70 ％ 以上もの多くの水分が含まれるので，軟組織は非圧縮性の材料と見なせる．

実際に，血管壁が非圧縮性であることを示すいくつかの研究報告がある[1)]．ただし，関節軟骨のように，内部に多数の微細な空隙があって，力の作用によってそこに水が入ったり出たりするような一部の軟組織には，非圧縮性とは言えないものもある．このような特別な構造をもつ場合を除いては，一般に生体軟組織は非圧縮性材料であると考えてよい．

材料が非圧縮性である場合には，変形しても体積は変化しないので，図 4.5 で荷重に対して垂直な方向のひずみ ε'，ε'' は荷重方向のひずみ ε に見合う大きさになり，$\varepsilon'=\varepsilon''=\varepsilon/2$ が成り立つ．そうすると，式 (4.11) からポアソン比

ν は 0.5 になる。多くの生体軟組織のポアソン比は 0.5 であると見なすことができ，実際に多くの軟組織ではこのことを仮定して力学解析が行われている。

4.3.5 粘弾性

生体組織は，硬組織でも軟組織でもクリープやリラクセーション（応力緩和）の現象（図 4.8）を生じ，時間の経過とともに応力やひずみが変化する。また，荷重を増加，減少させる過程でたどる応力-ひずみ曲線は，負荷過程と除荷過程で異なりヒステリシス現象（図 4.9）が現れる。このようなクリープやリラクセーション，ヒステリシスの現象は，生体組織が純粋な弾性体であるのではなく，**粘弾性体**（viscoelastic body）であって，力学特性が時間や変形・負荷速度に依存するために生じる。このような現象を取り扱うために，図 4.10 に示したような力学モデルがよく使われる。

なお，ほとんどの生体組織は粘弾性をもつが，通常の生理的状況のもとではこれが問題になることはほとんどない。ただし，運動などで骨や腱・靭帯に衝撃的な（すなわち高速の）負荷が作用すると，日常的にゆっくりと負荷がかかる場合とは異なる力学的性質を示す。また，関節軟骨に長時間にわたって荷重が作用する（例えば 1 日中立って行動する）場合などでは，クリープ現象が現れる。

4.4 生体硬組織の力学特性

異なるひずみ速度（変形速度）で圧縮試験して得られた，ヒト大腿骨皮質骨の長軸方向の応力とひずみの関係を図 4.20 に示す。ひずみ速度が高くなると，すなわち，より速い速度で荷重を作用させると，弾性係数（低荷重領域における直線の傾き）と破壊強度はより高くなっており，いわゆるひずみ速度依存性が観察される。ヒトの骨では，ゆっくりした歩行のときには約 $0.001/s$（毎秒 0.001 のひずみ，あるいは 0.1 ％ の変形）の，また激しい運動の場合には $0.01/s$ あたりのひずみ速度で変形することが知られているので，日常的な活

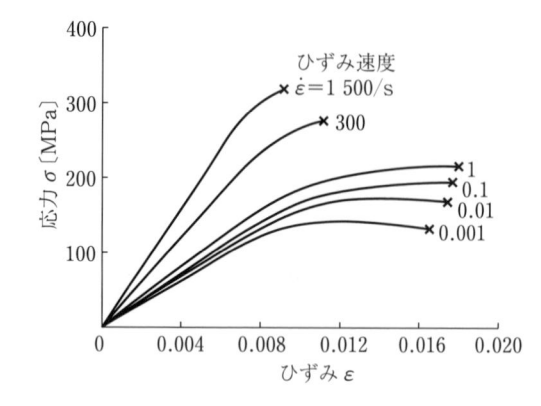

図 4.20 ヒト大腿骨皮質骨の圧縮応力-ひずみ曲線（×は破壊点，文献 6)から作成）

動では，骨の弾性係数や強度はせいぜい 15 % 程度の範囲でしか変化しないことになる。

引張り試験と圧縮試験を行って得たヒト皮質骨の強度の，試験方向（負荷方向）による違いを**図 4.21** に示す。強度は骨の長軸方向（長さ方向）で最も高く，横方向になるにつれて減少している。また，いずれの方向でも圧縮強度（圧縮方向の強度）の方が引張り強度よりはるかに高い。生体内の多くの骨，特に長くて大きい骨には，普通は圧縮の荷重が作用するので，この方向の強度が高くなっている。また，骨は異方性が非常に強い材料であるのがわかる。

多数の空隙（空孔）を含む海面骨の力学特性は，骨の密度あるいは空孔が占める割合によって大きく違う。例えば Carter ら[9]は，ヒト脛骨から摘出した

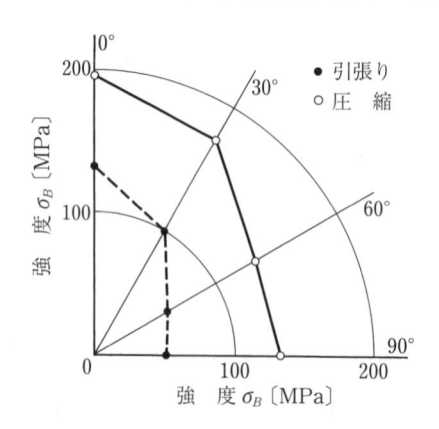

図 4.21 ヒト皮質骨の強度の異方性（0° が長軸方向，90° が横方向，文献 7)と 8)から作成）

海面骨の圧縮強度 σ_B は

$$\sigma_B = A\left(\frac{d\varepsilon}{dt}\right)^{0.06}\rho^2 \qquad (4.28)$$

で表せるとしている。ここで A は定数，$d\varepsilon/dt$ はひずみ速度，ρ は空孔を含む見かけの密度である。ちなみに，この骨の皮質骨について，ひずみ速度 $1.0/\mathrm{s}$ で測定した圧縮強度は $221\,\mathrm{MPa}$，密度（皮質骨であるので骨そのものの密度）は $1.8\times10^3\,\mathrm{kg/m^3}$ であることを考慮すると，A は $68.2\times10^3\,\mathrm{m^2/s^2}$ になる。この式は，骨の強度がひずみ速度の 0.06 乗に比例することを示しており，0.06 乗則と呼ばれている[1),9)]。

ヒトでは，皮質骨，海面骨のいずれでも，強度は 20 歳代からしだいに低くなり，70 歳を超えるとこの低下は一段と大きくなる。また，年齢とともに骨の量や海面骨の見かけの密度はしだいに減少し，特にこの減少は閉経後の女性に顕著となり，多くは骨粗鬆（こつそしょう）症になって骨がもろくなり，骨折が起りやすくなる。

4.5　生体軟組織の力学特性

4.5.1　単軸（1軸）応力-ひずみ関係

単軸（1軸）引張り試験によって得られたヒト脳硬膜（dura mater）とウシ心のう（嚢）膜（pericardium）の応力（σ）-伸長比（λ）曲線を図 4.22 に示す。脳硬膜は頭蓋骨の下にある脳の外膜，心のう膜は心臓を包む膜であって，いずれもコラーゲンを主成分とし，それぞれの臓器を保護する強い膜である。いずれの応力-伸長比曲線も非線形で J 字形になっており，しかも変形が大きい（大変形）という生体軟組織特有の性質が現れている。

このような関係には，骨や金属に対して使われるフックの法則（式(4.9)）を適用することはできず，以下に示すようなやや複雑な式がよく利用されている。

図 4.22 の中に示すように，各応力 σ におけるこれらの曲線の接線の傾き

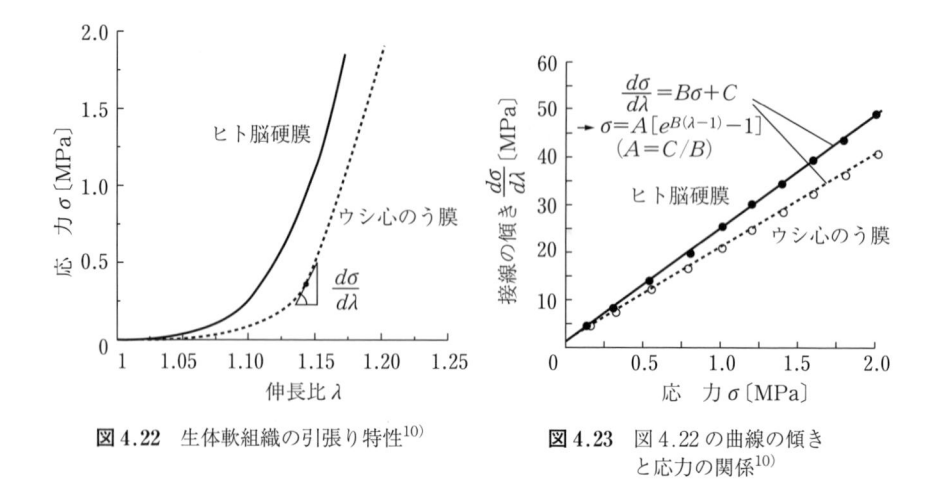

図4.22 生体軟組織の引張り特性[10]

図4.23 図4.22の曲線の傾きと応力の関係[10]

$d\sigma/d\lambda$を求め，これらをσに対してプロットすると，**図4.23**のような直線関係が得られる。そして，これらの直線は次式で表される。

$$\frac{d\sigma}{d\lambda} = B\sigma + C \tag{4.29}$$

ここで，Bは直線の傾き，Cは$\sigma=0$における縦軸の切片を表し，いずれも定数である。

この式を積分し，負荷を作用させる前（$\lambda=1$のとき）に応力が0（$\sigma=0$）であることを考慮すると，次式が得られる[10]。

$$\sigma = A[\exp\{B(\lambda-1)\} - 1] \tag{4.30}$$

ここで，$A(=C/B)$も定数である。変形が小さい場合には式（4.6）に示したように，$\lambda-1=\varepsilon$となるから，式（4.30）はこれらの組織の応力-ひずみ関係と言える。

すでに述べたように，微小な変形をする金属や骨などの応力-ひずみ関係には，簡単な式（4.9）で表されるフックの法則が使えるが，生体軟組織など非線形な応力-ひずみ関係をもつ材料の引張り特性に対しては，式（4.30）のようなやや複雑な式を用いる必要がある。上記の例や腱や靭帯，関節軟骨などの生体軟組織の引張り弾性変形に対しては，この式がよく用いられている[1]。

体内で特定の方向に負荷が作用する腱や靭帯では著しい異方性を示す．例えば，図 4.24 は膝蓋腱（図 3.9）について，体内で荷重が作用する方向（長軸方向すなわち膝の上下方向，図 3.9 の左右方向）とこれに直角の方向（横方向，図 3.9 の上下方向）に引張って得られた応力-ひずみ関係である．両方向の間で非常に大きな違いがあり，特に横方向では負荷にほとんど耐えられないほど弱いことが一目でわかる．膝蓋腱では荷重が作用する長軸方向にコラーゲン線維が配向しているので，このような結果になっているのである．

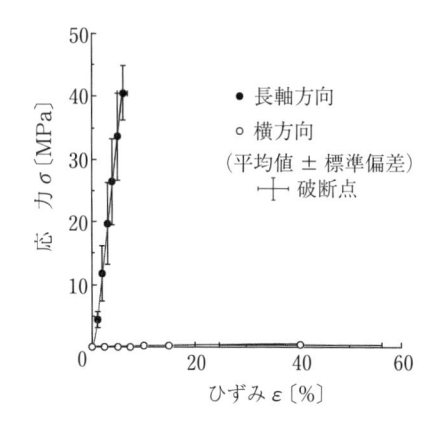

図 4.24 家兎(かと)膝蓋腱の長軸方向と横方向の引張り特性（文献 11)と 12)から作成）

なお，この図では，長軸方向の応力-ひずみ関係はほぼ直線になっているように見えるが，拡大して詳しく見ると，応力が 5 MPa のあたりまでは曲線はやや下に凸の J 字形になっており，このあたりを **Toe region**（トウリージョン，つま先領域）と呼ぶ．このあたりで，無負荷状態のときにクリンプ状（図 3.9）になっていたコラーゲン線維が，負荷によってしだいに軸方向にそろい，伸び始めるのである．

4.5.2 多軸特性

皮膚（skin）は成人では体重の約 15% を占め，その面積は 1.5～2.0 m^2，厚さは部位によって大きく異なるが 0.2～6.0 mm である．皮膚をよく観察すると，ほぼ全身にわたって**ランゲル線**（Langer line）[13]と呼ばれる割線がついている．この方向に沿ってコラーゲンが配向しているので，この方向で変形しに

くく，直角方向に変形しやすい．

皮膚は平面状であるので，2軸試験を行えばその力学特性がわかる．家兎(かと)の腹部から摘出した皮膚の2軸引張り特性を，図4.15の方法で求めた結果を**図4.25**に示す．ランゲル線の方向にy方向を，これに直角の方向にx方向をとっている．また，左側の曲線は，y方向に荷重を作用させている間，x方向には変形（短縮）が生じない（すなわち$\lambda_x=1$）ようにしながら試験した結果である．一方，右側の曲線は，x方向に荷重を作用させている間，y方向には変形が生じない（$\lambda_y=1$）ようにしながら試験した結果である．図には，負荷過程と除荷過程の結果を示している．いずれの曲線も生体軟組織に特有なJ字形になっており，さらに，負荷過程と除荷過程で同じ経路をたどらず，ヒステリシスが現れている．

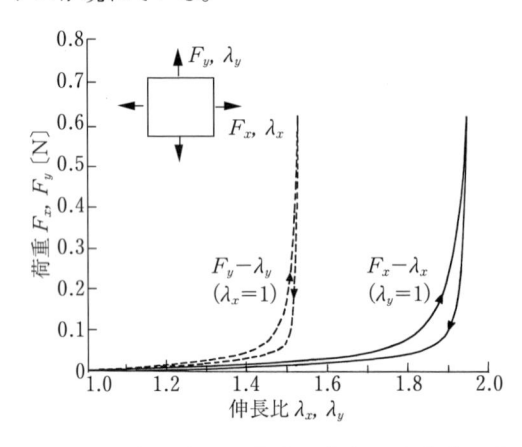

図4.25 家兎腹部から摘出した皮膚の変形特性（文献14)をもとに作成）

図によると，小さい負荷のもとでは非常に大きい変形を生じているが，負荷をさらに増やしていくとしだいに変形しにくくなり，その後はほとんど変形しなくなる．このように，皮膚は著しく非線形な力学的挙動を示す．これは，例えば，手の甲の皮ふを指でつまんで引っ張ってみると，始めのうちは軽い力で大きく変形するが，そのうちほとんどまったく伸びなくなる現象に一致する．また，y方向に負荷を作用させた場合（左側の点線の曲線）の方が，x方向に負荷を作用させた場合（右側の実線の曲線）より変形が非常に小さくなっており，著しい異方性が現れている．

血管壁には血圧が作用し，これによって円周方向と半径方向に応力が生じる（**図 4.26**）。ほとんどの動脈では，体内で長軸方向（血管長さの方向）にひずみにして数十％も引っ張られている（これを tethering という）[1]ので，この方向にも応力が生じる。さらに，血管壁の内表面には，血流が壁を引きずることによって生じる応力，すなわち壁せん断応力が作用する。これらの応力は，血圧，血流量の変化に対する血管壁の適応現象や，高血圧や動脈硬化などの疾患と密接に関係する[1]。動脈硬化との関係については，5章で詳しく説明する。

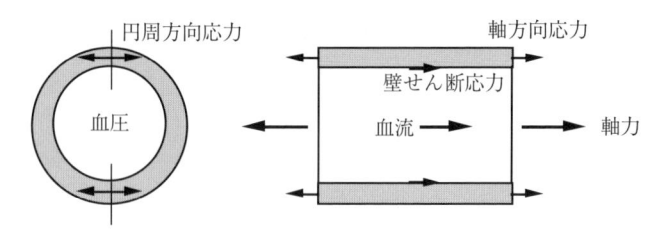

図 4.26 血管壁に作用する力と生じる応力（半径方向応力は省略）

これらの応力の中で，生理学的，病理学的に最も重要な応力は**壁円周方向応力**（hoop stress または circumferential wall stress）と**壁せん断応力**（wall shear stress）である。すでに述べたように式（4.24）を用いて血圧から壁円周方向応力を，また5章で述べるように血流量から壁せん断応力を推定することができる。

生体外で，動脈を生体内の長さに伸長した状態にして，図 4.14 に示したような装置に取り付けて求めた血管内圧と外径の関係の例を**図 4.27**(a)に示す。内圧と径の間の関係は非線形であり，しかも大きな変形を示す。この図から，健常者の生理的な血圧である 100 mmHg あたりでは，動脈は高い変形能を有し，血圧の変動（拍動圧）に応じて比較的しなやかに径を変化させるのがわかる。血圧がこれより高くなっていくと，径の増加はしだいにおさえられ，高い血圧になっても過度に膨張しないようになっている。

動脈では，血圧によって生じる応力を支えるのは，弱いけれども弾性係数が低く，変形能に優れるエラスチンと，弾性係数は大きくて変形しにくいが，強度が高いコラーゲンである（表3.4）。低い血圧ではエラスチンが大きく関与

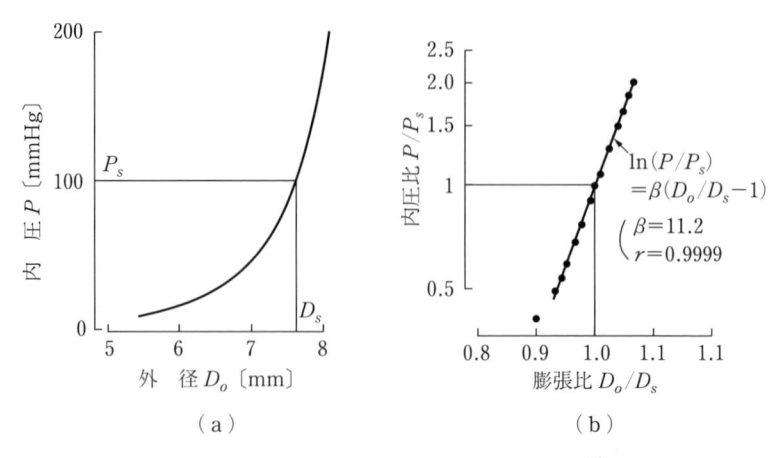

図 4.27 ヒト大腿動脈の内圧-外径関係の例[15]

するので，血圧の増加に伴って血管径は大きく増える。生理的な血圧範囲では，エラスチンとコラーゲンの二つが分担して応力を支えるが，これより血圧が高くなるとしだいにコラーゲンが応力を負担するようになり，これらの結果として図のようなJ字形の非線形な関係が生まれる[1]。

この図（a）のようなデータをもとに，臨床やその基礎研究に使えるようなパラメータがいくつか提案されている[1]。最も代表的なものは，各内圧 P における曲線の傾き（接線のこう配）$\Delta P/\Delta D_o$（ΔD_o は血圧の増分 ΔP に伴って生じる外径の増分）を，この内圧における外径 D_o で規準化した次式で表されるパラメータである。

$$E_p = \frac{\Delta P/\Delta D_o}{D_o} \tag{4.31}$$

このパラメータ E_p は**圧力-ひずみ弾性係数**（pressure-strain elastic modulus）と呼ばれ，血管壁の変形のしにくさ（硬さ，スティフネス）の程度を表す。

また，外径変化 ΔD_o の代わりに，単位長さあたりの血管内容積 V（$=\pi D_i^2/4$；D_i は血管内径）の変化 ΔV を使った

$$C_v = \frac{\Delta V/V}{\Delta P} \tag{4.32}$$

は，**血管コンプライアンス**（vascular compliance）と呼ばれ，臨床的によく使

われている。このパラメータは E_p とは逆数の形になっているので、血管壁の変形のしやすさ（軟らかさ）の程度を表す。

さらに、例えば心臓から大腿動脈までの血管を拍動する血圧の波（**脈波**と呼ぶ）が伝ぱする速度、すなわち**脈波伝ぱ速度**（pulse wave velocity）c は、臨床的に簡単に測定できるので、動脈硬化の指標としてよく用いられている。血管断面積を $S(=\pi D_i^2/4)$、血液の密度を ρ とすると、c は次式で表されるので、この c を計測すれば血管壁の変形のしにくさ（硬さ、スティフネス）$\Delta P/\Delta S$ がわかる。

$$\rho c^2 = \frac{\Delta P}{\Delta S/S} \tag{4.33}$$

これら三つのパラメータはいずれも内圧-径曲線の接線の傾きに相当するので、図4.27(a)からわかるように内圧に依存して変わる。すなわち、同じ血管であっても、内圧（血圧）が増加するにつれて E_p と c は増加し、C_v は減少する。同じ被験者であっても、状況、状態によって短い時間内に血圧は容易に変動するので、これらのパラメータを血管弾性の指標として用いるには問題がある。

これを解決するために著者ら[16]はつぎのようなパラメータを提案した。まず、図4.27(a)で、任意の適当な基準内圧 P_s（ここでは生理的血圧に近い100 mmHg をとっている）を設定し、この内圧に対応する血管径（基準径）を D_s とする。各内圧 P を基準内圧 P_s で割った（規準化した）内圧比 P/P_s を求める。また、各内圧 P に対応する血管径 D_o を基準径 D_s で規準化した膨張比 D_o/D_s を求める。そして、内圧比の対数値 $\ln(P/P_s)$ を縦軸に、膨張比 D_o/D_s を横軸にとって再プロットする。そうすると、図4.27(b)に示すように、生理的血圧に相当する内圧範囲（この図では50〜200 mmHg）で直線関係（図中の r は相関係数）が得られ、この関係はつぎの式で表される。

$$\ln\left(\frac{P}{P_s}\right) = \beta\left(\frac{D_o}{D_s} - 1\right) \tag{4.34}$$

ここで β は直線の傾きを表す。この式によって、図(a)にある曲線のうち少

なくとも生理的血圧範囲の関係が数式で表されたことになる。この β を**スティフネスパラメータ**（stiffness parameter）と呼んでおり，動脈壁のスティフネス（見かけの弾性，硬さ）を表すのに使われる。

この式は，図 4.27(b) にある直線を表すものであるので，内圧比，したがって内圧がある範囲（この図では 50～200 mmHg）で変化してもその傾き β は変化しないで一定値をとる。言い換えれば，状況，状態によって血圧が変動しても，β 値は被験者固有のスティフネスを表すことになる。このことから，血圧に依存して変化する E_p や c などに比べて，β は臨床的にはるかに有用であると言える。このように，スティフネスパラメータ β は血圧に依存しないという特徴があるので，これから求まる血管弾性指標を計測する診断装置（例えばフクダ電子（株）の血圧脈波検査装置）が市販されている。

皮膚や血管壁のように，多軸の力が作用する組織に生じる応力や応力-ひずみ関係を求めるためには，単軸変形に対する式 (4.30) などのような簡単な解析手法を適用することはできず，超弾性体に対する有限変形理論をもとにしたかなり複雑な解析を行う必要がある[1),2)]。また，そのような場合には組織の形状，寸法を正確に計測しなければならないが，臨床的にこれを行うのはかなり難しい。例えば，血管壁に作用する応力を正確に求めるためには，壁厚さや血管長軸方向の力を知らなければならないが，臨床的にこれを計測するのは難しい。しかしながら，上記の四つの式で表されるパラメータを求めるためには，血圧と血管径を測定するだけでよく，臨床的に容易に壁の弾性を知ることができるので，動脈硬化の評価などに利用されている。

4.6 細胞・生体線維の力学特性

細胞や線維の力学特性を計測した結果をいくつかあげてみる。

図 4.16 に示したマイクロピペット法は装置が簡単であり，安価でもあるので，細胞の力学特性の評価に非常に多く利用されている。例えば，Sato ら[4)]は，すき間が小さい二つの平行板の間に 2 次元の流れを作り，一方の板の上で

4.6 細胞・生体線維の力学特性

ウシ大動脈内皮細胞を培養しながら，これに流れせん断応力 τ（5章）を作用させ，ある時間経たのちにこの細胞のスティフネス（硬さ）を，マイクロピペット法を用いて測定した（**図4.28**）。使うマイクロピペットの径にばらつきがあるので，この影響を除くために，この図では縦軸の圧力差 ΔP と横軸の吸引長さ L を，マイクロピペットの径 R で規準化している。

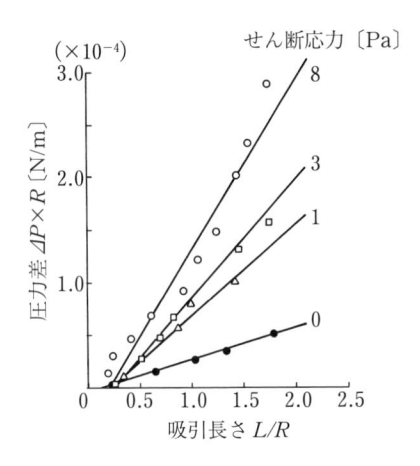

図4.28 マイクロピペット法で測定した血管内皮細胞の力学特性[4]

このように表した圧力差と吸引長さとの間には直線関係が観察され，直線の傾きが細胞の力学特性，すなわちスティフネスを表す。図3.7や図3.8でもわかるように，血流に触れる血管内表面は1層の血管内皮細胞で覆われており，その表面には，血流によって引きずられて生じる力，すなわち**壁せん断応力**（図4.26）が作用している。図4.28の結果は，作用する壁せん断応力が大きいほど，内皮細胞のスティフネスが高くなることを示す。

これは，体内にある動脈で，壁せん断応力が高い領域にある内皮細胞は，流れによって細胞骨格（図3.11のマイクロフィラメントなど）が発達して細胞のスティフネスが高くなることを示唆している。細胞骨格の発達は，血液中を流れるコレステロール，特に低密度リポタンパクなどの動脈硬化の原因となる生体分子が，血管壁内へ透過するのを抑制する可能性がある。これに対して，壁せん断応力が低い領域では，内皮細胞のスティフネスが低く，したがって細胞骨格の発達が抑えられ，結果としてこのような物質の透過が容易になり，動

脈硬化病変が発生しやすいのではないかと推察される。なお，動脈硬化の発生と壁せん断応力の関係については，5章で詳しく説明する。

つぎに，原子間力顕微鏡（AFM，図4.19）を利用して細胞の力学特性を測定した例をあげてみる。家兎から摘出した腹大動脈の内壁上にある一つの内皮細胞のいくつかの異なる位置（図4.29(a)の+の位置）で，原子間力顕微鏡の圧子を押し込み，作用させた荷重Fと押し込み量δの関係を求めた結果を図(b)に示す。細胞内の位置によって両者の関係を表す曲線が大きく異なっている。図3.11に示したように，細胞内には核やマイクロフィラメントなどいろいろな小器官が配置しており，それらの分布が一様でないために，位置によって力学特性が異なるはずであり，図(b)はこれを反映している。

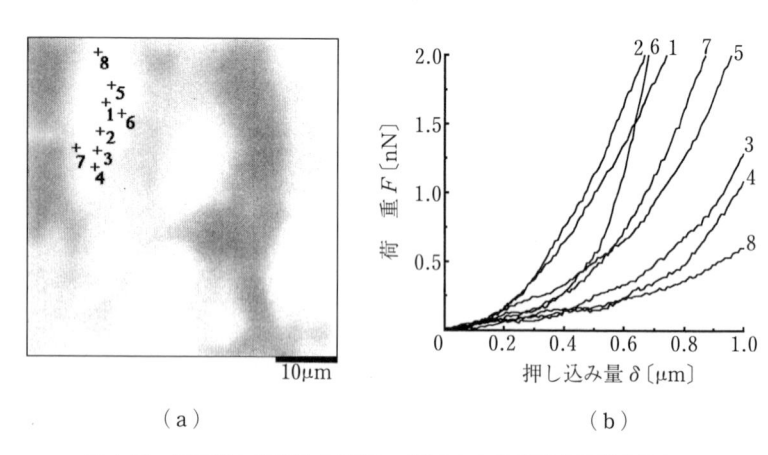

(a)　　　　　　　　　　　(b)

図4.29　原子間力顕微鏡を利用して測定した家兎腹大動脈内壁上の一つの内皮細胞の力学特性（数字は細胞内の位置を表す）[17]

図4.29を詳しく見ると，細胞の中心あたり（図(a)の1, 2, 6）では図(b)の曲線の立ち上がりが大きくなる傾向があり，スティフネスが高くて変形しにくいことがうかがわれる。一方，細胞の縁辺部（図(a)の3, 4, 8）では図(b)の曲線が横軸に近づき，小さい荷重で大きな押し込みを生じており，スティフネスが低いのがわかる。

図4.29で見られる細胞と，その近辺にある他のいくつかの細胞に対して，図4.19(a)に示すように各細胞の中心付近にある核の上から圧子を押し込む

4.6 細胞・生体線維の力学特性

と，いずれの細胞からもほぼ同様な曲線が得られる（**図 4.30**）。この結果は，細胞内のほぼ同じ位置では内部構造がほぼ同じであり，これを反映してほぼ同じ力学特性をもつことを示唆している。

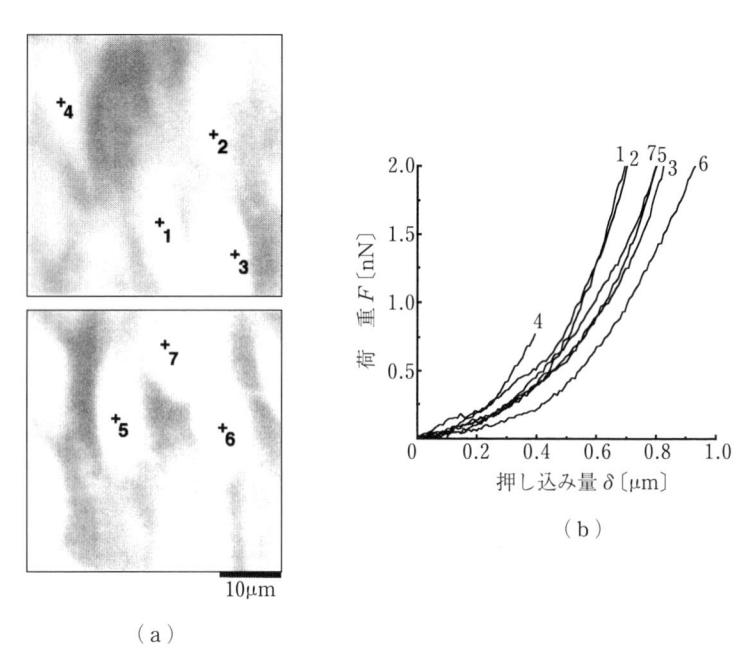

図 4.30 原子間力顕微鏡を利用して測定した家兎腹大動脈内壁上の異なる内皮細胞の力学特性（数字は異なる細胞の番号を表す）[17]

荷重-押し込み量曲線の接線の傾き $dF/d\delta$ は，図からもわかるように荷重 F に依存して変化し，F が大きくなると $dF/d\delta$ は大きくなり，両者の間には式（4.29）と同様な次式が成り立つ[17]。

$$\frac{dF}{d\delta} = bF + c \tag{4.35}$$

この式を積分すると式（4.30）と同様な次式が得られる。

$$F = a\{\exp(b\delta) - 1\} \tag{4.36}$$

ここで，a, b, c $(=ab)$ は細胞の力学特性を代表するパラメータであり，a は F-δ 曲線の形状を，b はスティフネスの変化率を，c は低荷重における細胞の

スティフネスを表す。

これとは別に，微小変形する線形弾性体に対するHertzの接触理論をもとに，F-δ関係から弾性係数を求める式がいくつか提案されている[18]。例えば，AFMの圧子の先端が円錐形である場合には次式が導かれている。

$$F=\left\{\frac{2\tan\alpha}{\pi(1-\nu^2)}\right\}E\delta^2 \tag{4.37}$$

ここで，Eは細胞の弾性係数，αは圧子先端円錐の頂角，νは細胞のポアソン比である。この式は，Fとδ^2は直線関係にあり，その傾きからEが求められることを示している。

この式の基礎となるHertzの理論は，応力-ひずみ関係が線形であり，等方性の微小変形弾性体を仮定して導かれたものであるので，大変形する非線形弾性体である細胞に適用するには大きな問題がある。また，図4.29や図4.30に示される荷重-押し込み量の関係が非線形であることから，曲線の傾き（弾性係数に対応）は押し込み量によって大きく変化するので，この点についても十分に注意する必要がある。

腱や靱帯は，図3.4に示したように，構造が下部になるにつれて線維束（径が約100 μm），線維（約1 μm），細線維（フィブリル，約100 nm），マイクロフィブリル（数nm），コラーゲン分子（1.5 nm）と，明確に分かれる階層構造をとり，各構造で力学特性が異なる。

例えば，家兎の膝蓋腱から取り出したコラーゲン線維（直径約1 μm）について，図4.18に示した細胞用超小型引張り試験装置を利用して測定した引張り特性を図4.31に示す[19]。この応力-ひずみ曲線は，生体軟組織特有のJ字形の曲線とは異なり，ほぼ直線か上にやや凸な曲線になっている。

図からわかるように，コラーゲン線維の強度は，別に特製の小型引張り試験装置を使って測定したコラーゲン線維束（直径約200 μm）の強度[20]の約1/2である。また，この線維束の強度は，市販の材料試験機を使って測定した家兎膝蓋腱（サイズが数mm）の強度に比べて約1/2になっている。一方，伸びは腱，線維束，線維の順に約2倍ずつに増加している。

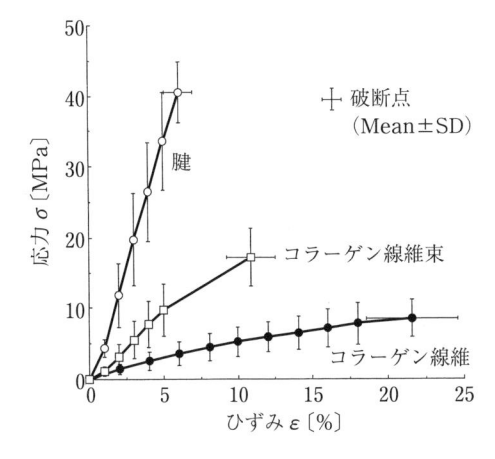

図 4.31 家兎膝蓋腱およびこれから取り出した線維束と線維の引張り特性（文献 19)と 20)から作成）

これらの結果から，腱の引張り特性には，コラーゲン線維のみならず，線維と線維の間の相互作用や線維間にある物質が大きく影響することが推察される．もともと強度の低いコラーゲン線維が集合して束になり，この束がさらに集合して腱になると非常に強くなっており，生体が非常にうまく設計されているのがうかがえる．

参 考 文 献

1) 林紘三郎：バイオメカニクス 第6刷, コロナ社（2012）
2) Fung, Y.C.：Biomechanics-Mechanical Properties of Living Tissues, 2nd Ed., pp. 260-262, Springer-Verlag（1993）
3) Ecklund, J.A.E. and Corlett, E.N.：Shrinkage as a Measure of the Effect of Load on the Spine, Spine, **9**, pp. 189-194（1984）
4) Sato, M., Levesque, M.J. and Nerem, R.M.：An Application of the Micropipette Technique to the Measurement of the Mechanical Properties of Cultured Bovine Aortic Endothelial Cells, Trans. ASME, J. Biomech. Eng., **109**, pp. 27-34（1987）
5) Miyazaki, H., Hasegawa, Y. and Hayashi, K.：A Newly Designed Tensile Tester for Cells and its Application to Fibroblasts, J. Biomech., **33**, pp. 97-104（2000）
6) McElhaney, J.H.：Dynamic Response of Bone and Muscle Tissue, J. Appl. Physiol., **21**, pp. 1231-1236（1966）

7) Cowin, S.C., Van Buskirk, W.C. and Ashman, R.B. : Properties of Bone, Handbook of Bioengineering (Ed. Skalak, R. and Chien, S.), Chap. 2, 2.1-2.27, McGraw-Hill (1987)
8) Reilly, D.T. and Burstein, A.H. : The Elastic and Ultimate Properties of Compact Bone Tissue, J. Biomech., **8**, pp. 393-405 (1975)
9) Carter, D.R. and Hayes, W.C. : The Compressive Behavior of Bone as a Two-Phase Porous Structure, J. Bone Joint Surg., **59A**, pp. 954-962 (1977)
10) Hayashi, K., Kiraly, R. J. and Nose, Y. : Mechanical Evaluation of Storage Treatment of Natural Tissues as Valve Materials, Art. Organs, **3**, Suppl. (Proc. 2 nd Meet. Int. Soc. Art. Organs, New York, 1980), pp. 417-422 (1979)
11) Yamamoto, E., Hayashi, K. and Yamamoto, N. : Mechanical Properties of Collagen Fascicles From the Rabbit Patellar Tendon, Trans. ASME, J. Biomech. Eng.,**121**, pp. 124-131 (1999)
12) Yamamoto, E., Hayashi, K. and Yamamoto, N. : Effect of Stress Shielding on the Transverse Mechanical Properties of Rabbit Patellar Tendons, Trans. ASME, J. Biomech. Eng., **122**, pp. 608-614 (2000)
13) Cox, H.T. : The Cleavage Lines of the Skin, Br. J. Surg., **29**, pp. 234-240 (1942)
14) Lanir, Y. and Fung, Y.C. : Two-dimensional Mechanical Properties of Rabbit Skin - II Experimental Results, J. Biomech., **7**, pp. 171-174 (1974)
15) Hayashi, K., Nagasawa, S., Naruo, Y., Moritake, K., Okumura, A. and Handa, H. : Parametric Description of Mechanical Behavior of Arterial Walls, 日本バイオレオロジー学会論文集, **3**, pp. 75-78 (1980)
16) Hayashi, K., Handa, H., Nagasawa, S., Okumura, A. and Moritake, K. : Stiffness and Elastic Behavior of Human Intracranial and Extracranial Arteries, J. Biomech., **13**, pp. 175-184 (1980)
17) Miyazaki, H. and Hayashi, K. : Atomic Force Measurement of the Mechanical Properties of Intact Endothelial Cells in Fresh Arteries, Med. Biol. Eng. Comput., **37**, pp. 530-536 (1999)
18) Costa, K.D. : Single-cell Elastography : Probing for Disease with Atomic Force Microscope, Diseases Markers, **19**, pp. 139-154 (2003/2004)
19) Miyazaki, H. and Hayashi, K. : Tensile Properties of Collagen Fibers Obtained from the Rabbit Patellar Tendon, Biomed. Microdevices, **2**, pp. 151-157 (1999)
20) Yamamoto, E., Hayashi, K. and Yamamoto, N. : Mechanical Properties of Collagen Fascicle from the Rabbit Patellar Tendon, Trans. ASME, J. Biomech. Eng., **121**, pp. 124-131 (1999)

演 習 問 題

(1) 直径 $D=3\,\mathrm{cm}$，長さ $L=45\,\mathrm{cm}$ の大腿骨に，上半身の重さ（質量）$m=40\,\mathrm{kg}$ が加わった場合，一方の大腿骨に生じる縦方向（長さ方向）の変形量 ΔL と横方向の変形量 ΔD はそれぞれいくらになるか？ ただし，骨の断面は円形で，内部はつまっていると仮定し，この骨の縦弾性係数は $E=13\,\mathrm{GPa}$，ポアソン比は $\nu=0.3$ であるとする。

(2) 内径が $d_i=30\,\mathrm{mm}$，厚さが $t=5\,\mathrm{mm}$ の左心室に $P=120\,\mathrm{mmHg}$ の血圧が作用している。つぎの問いに答えよ。

　a) 心室壁を薄肉であると仮定して円周方向に生じる応力 σ_θ は何 kPa か。

　b) 心室壁から縦 5 mm，横 2 mm の長方形断面の試料を切り出して引張り試験を行ったところ，荷重が $F=2.4\,\mathrm{N}$ に達すると破断した。破断応力 σ_B は何 kPa か。

　c) 心室壁の安全率（安全係数）S を求めよ。

(3) 内径が $d_i=10\,\mathrm{mm}$，壁厚さが $t=0.5\,\mathrm{mm}$ の球形の脳動脈瘤（脳血管の分岐部などにできる血管のこぶ状ふくらみ）ができた。血圧 P が何 mmHg になるとこの動脈瘤は破裂するか？ ただし，壁の破断応力は $\sigma_B=133\,\mathrm{kPa}$ であることがわかっている。

(4) バイオメカニクスの立場から考えて，生体硬組織と生体軟組織との本質的な違いについて述べよ。

(5) 生体硬組織にはほとんど見られない生体軟組織特有の力学的性質を二つあげて，それぞれについて説明せよ。

(6) 生体軟組織の応力-ひずみ曲線の大きい特徴として，応力が増加するにつれてひずみの増加がしだいに減少する点があげられる。このような非線形な曲線が得られる理由を説明せよ。

(7) 図 4.24 と図 4.25 の両方に共通して現れている生体組織特有の力学的性質は何か？ また，その内容について説明せよ。

5 生体における流れ現象

　物質は，マクロに見て固体，液体，気体の三つの形態をもっている。液体と気体は一部の性質を除いてほぼ同じ挙動を示すので，これらを合わせて**流体**（fluid）と呼ぶ。水などの流体の流れを扱う力学は流体力学と呼ばれ，物理学の基礎であるとともに，機械工学や航空・宇宙工学など工学へ応用されながら発展してきた。

　生体でも流れは非常に重要であり，流れに関わるバイオメカニクスの研究は多い。例えば，心臓・血管内の血液や肺・気道内の呼吸気の流れ，人工臓器に関わる流れ，さらにはトリや昆虫の飛行，空中や水中における動物や微小生物などの運動，サカナの遊泳など，いろいろな流れについて興味がもたれ，研究されてきている。

　本章では，まず流体力学の基礎的事項について説明する。ついで，生体における流れ現象の中で最も多くの関心が寄せられ，また重要な問題でもある血液流れのバイオメカニクスを取り上げて解説する。

5.1 流体力学の基礎

5.1.1 流体の基本的性質

　単位体積あたりの流体の質量を**密度**（density）といい，一般的には ρ で表す。その単位は SI 単位系では kg/m^3 である。標準大気圧（1気圧，101.3 kPa）のもとでは，水の密度は約 4℃で最大（約 $1\,000\,kg/m^3$，正確には $999.972\,kg/m^3$）であり，温度とともに変化する（**表 5.1**）。なお，空気の密度は 20℃で約 $1.204\,kg/m^3$ であり，水の約 1/1 000 である。

　流体の**比重**（specific gravity）ϕ は，対象とする流体の密度 ρ の，4℃の水

表5.1 標準大気圧（1気圧，101.3 kPa）における
水の密度と粘性係数

温度〔℃〕	密度 ρ〔kg/m^3〕	粘性係数 μ〔Pa·s〕
0	999.8	1.792×10^{-3}
10	999.7	1.307×10^{-3}
20	998.2	1.002×10^{-3}
30	995.7	0.797×10^{-3}
40	992.2	0.653×10^{-3}

の密度 ρ_w（$=999.972$ kg/m^3）に対する比，すなわち次式で与えられる．比重は水と比べてどの程度重いか，軽いかを表す．

$$\psi = \frac{\rho}{\rho_w} \tag{5.1}$$

空気などの気体に圧力を作用させると容易に体積が変化することから，気体は**圧縮性流体**（compressible fluid）と呼ばれる．一方，水などの液体では，加える圧力を相当大きくしても体積はほとんど変わらないので，**非圧縮性流体**（incompressible fluid）と呼ばれる．4章で述べたように，生体軟組織には多量の水（非圧縮性流体）が含まれているので，圧力を加えてもほとんど変形しないために，非圧縮性であると見なされる．

流体内の相対運動を妨げる粘っこい性質を**粘性**（viscosity）といい，その大きさを表すのに**粘性係数**（coefficient of viscosity あるいは単に viscosity）μ を使う．粘性係数は温度によって大きく変わる．例として，いろいろな温度における水の粘性係数を表5.1に示す．粘性係数は，後に説明するニュートンの粘性法則（式（5.2）参照）からわかるように，せん断応力とせん断速度（あるいは速度こう配，ずり速度ともいう）の比であることから，その単位は Pa·s である．なお，この粘性係数を，後に出てくる動粘性係数と区別するために**静粘性係数**と呼ぶことがある．

図5.1は，流れに垂直な方向の距離 y を縦軸に，速度 u を横軸にとって表した流れの速度分布曲線（これを**速度プロファイル**という）である．ごく短い間隔 dy（この図ではわかりやすくするために間隔を大きくあけて示している）

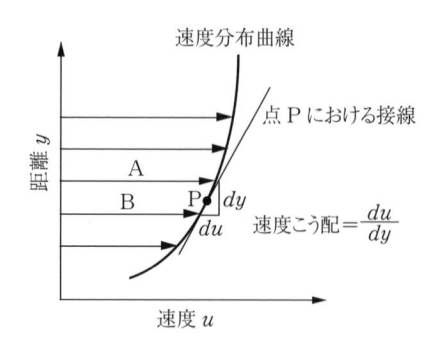

図 5.1 速度分布曲線と速度こう配

だけ離れた二つの流れの線（これを流線という）AとBの間では，一方（例えばA）が他方（B）を引きずることになり，両者の間にはせん断応力が生じる。これは，固体におけるせん断応力（図4.2）と同様であるが，流れにおけるせん断応力を特に**流れせん断応力**（flow shear stress）と呼ぶ。

この二つの流線の間の速度こう配は図からわかるように du/dy である。これを**せん断速度**（shear rate）あるいは**ずり速度**（shear velocity）と呼ぶ。ニュートンは，このような流体中のせん断応力 τ はせん断速度 du/dy に比例し，その比例定数が粘性係数 μ であることを見い出した。すなわち

$$\tau = \mu \left(\frac{du}{dy} \right) \tag{5.2}$$

これは**ニュートンの粘性法則**と呼ばれ，この式に従う流体を**ニュートン流体**（Newtonian fluid），従わない流体を**非ニュートン流体**（non-Newtonian fluid），これらの性質をそれぞれニュートン性，非ニュートン性と呼ぶ。言い換えれば，せん断速度が変化しても粘性係数 μ が変化しないで一定である流体はニュートン流体であり，μ が変化する流体は非ニュートン流体である。

5.1.2 圧　　　力

液体（流体）内に仮想的に考えた面（面積 A）に垂直方向に力 F が作用するとき，単位面積あたりに作用する力

$$p = \frac{F}{A} \tag{5.3}$$

を**圧力**（pressure）という。その単位は N/m²，あるいは Pa（パスカル）であり，応力と同じである（式 (2.83)）。

潜水で深く潜るほどからだにかかる（圧）力が大きくなることからわかるように，液体内の圧力 p は深さ h に比例して大きくなり，圧力と深さの関係は次式で表される。

$$p = \rho g h \tag{5.4}$$

ここで，g は重力加速度で通常の環境下では $9.81\,\mathrm{m/s^2}$ である。

真空中の圧力はゼロであるが，一般に我々は大気圏の最下層で生活しているので，この式からわかるように，我々には大気層の重さによって生じる圧力（大気圧）がつねに作用している。この大気圧は大気の状態によっていつも微妙に変化するので，**標準気圧**（標準大気圧）が定められており，これは約 $101.3\,\mathrm{kPa}$（$= 101.3 \times 10^3\,\mathrm{N/m^2}$）である。

いま，地表近くの大気圧中で，一方が閉じられ，他方が開放している 1 m 程度の長さの底がふさがった管の中に水銀（密度は $13.6 \times 10^3\,\mathrm{kg/m^3}$ で水の密度の約 13.6 倍）を入れる。また，別に適当な量の水銀を入れた容器を準備する。つぎに，この管にふたなどをして水銀がこぼれないように注意して開放側を下にし，この側を容器内の水銀の中に入れながら垂直に立てる。そうすると，管の中に入っていた水銀は少し下がった状態で安定する（**図 5.2**，**トリチェリの実験**）。この状態では，管の中の上の方にできた小さい空間はほぼ真空（圧力ゼロ，**トリチェリの真空**という）になる。一方，容器内の水銀の表面には，下方向に大気圧 p が作用する。

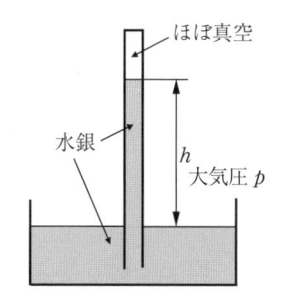

図 5.2 トリチェリの実験

容器内の水銀の表面のレベル（位置）では，管の中の水銀による圧力と容器内の水銀の表面にかかる大気圧はつり合い，式 (5.4) が成り立つ．したがって，管の中の水銀の高さ h は

$$h = \frac{p}{\rho g} = \frac{101.3 \times 10^3 [\text{N/m}^2]}{13.6 \times 10^3 [\text{kg/m}^3] \times 9.81 [\text{m/s}^2]}$$

$$= 0.759 [\text{Ns}^2/\text{kg}] = 0.759 [\text{m}] = 759 \text{ mm} \tag{5.5}$$

すなわち，約 760 mm になる．これを 760 mmHg と表し，760 mm 水銀柱という．このように，標準大気圧は 760 mmHg，あるいは 760 mm 水銀柱に相当するのである．

水銀の代わりに水の場合には，その密度は約 1 000 kg/m³ （表5.1）であるから，上と同様に計算すると

$$h = \frac{p}{\rho g} = \frac{101.3 \times 10^3 [\text{N/m}^2]}{1\,000 [\text{kg/m}^3] \times 9.81 [\text{m/s}^2]}$$

$$= 10.3 \text{ m} \tag{5.6}$$

が得られる．すなわち，管の中の水の高さは約 10 m になり，これを 10 mH₂O（10 m 水柱）と表す．言い換えれば，我々が生活している大気中環境の標準気圧は，約 100 kPa，760 mmHg，あるいは 10 mH₂O である．

われわれの身近には真空状態がなく，つねに標準的な大気圧が作用しているので，いろいろな計測を行うときにはこの標準気圧からの圧力差を使う方が便利である．これを**ゲージ圧力**あるいは**ゲージ圧**と呼ぶ．これに対して，真空を基準にした圧力を**絶対圧**という．したがって，ゲージ圧＝絶対圧－測定時の大気圧（標準気圧）の関係になる．

なお，圧力の基本的な単位は Pa であるが，後に述べるように，医療の分野では慣習的に，例えば動脈の血圧に対しては mmHg（**水銀柱**）が，静脈の血圧に対しては cmH₂O（**水柱**）が使われる．

5.1.3　パスカルの原理

二つのシリンダを管でつなぎ，流体が行き来できる**図5.3**に示すような密閉

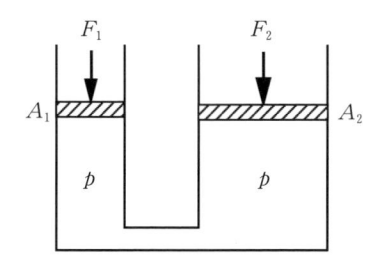

図5.3 密閉容器内のピストンに作用する力と生じる圧力

容器を考える。左側のピストンに力 F_1 を作用させて流体に圧力 p を発生させると，この圧力はこの流体中で一定になる。すなわち，重力を無視すると，密閉容器内の流体は，容器の形に関係なく，ある一点に受けた圧力をそのまま流体の他のすべての位置へ伝える。この原理を，提唱したフランスの天文学者ブレーズ・パスカル（Blaise Pascal, 1623〜1662）の名をとって，**パスカルの原理**という。

パスカルは，その名が応力や圧力の単位として広く使われていることでも，また彼が書きつづった断片的ノート「パンセ」に，「人間は考える葦（あし）である」と記したことでもよく知られている。

この図で，左側のピストン（断面積 A_1）の下方向に F_1 の力を作用させると，流体には p の圧力が生じ，これによる力（反力）pA_1 がピストンの上方向に作用し，この力は下方向の力 F_1 とつり合う（22ページで説明したニュートンの作用反作用の法則）。左側のピストンで発生した圧力 p は右側のピストン（断面積 A_2）に伝わり，ピストンを上方向に pA_2 の力で押し上げようとする。この力はこのピストンに下方向の力 F_2 を作用させるとつり合う。

したがって
$$F_1 = pA_1, \quad F_2 = pA_2 \tag{5.7}$$
これら二つの式を組み合わせて p を消去すると
$$F_2 = F_1 \left(\frac{A_2}{A_1}\right) \tag{5.8}$$
これから，A_2 を A_1 より大きくすれば，左側のピストンに加えた力 F_1 よりも大きい力 F_2 を右側のピストンに発生させることができるのがわかる。すなわち，パスカルの原理を利用すると，簡単に力を増加させることができるのであ

る。

例えば，我々は，自動車のブレーキペダルを足で軽く押すだけで，重さ1 000 kgf（1トン）以上の車を停める。これは，ブレーキペダルを非常に小さい足の力で軽く押すだけで，ペダルに接続した密閉チューブの中の油（ブレーキ油）を介して大きい力を発生させ，この力でブレーキを作動させて車を停めるのである。このように，パスカルの原理を利用した機械や装置（例えば油圧機器）は，我々のまわりで非常に多く利用されている。

5.1.4 アルキメデスの原理

液体（密度 ρ_L）中に浸した円柱（断面積 A，高さ h，密度 ρ_s）に作用する力を考えてみる（**図 5.4**）。

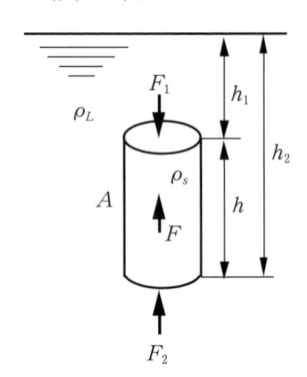

図 5.4 液体中の物体に作用する力

式（5.4）から，円柱の上面の圧力は $\rho_L g h_1$，下面の圧力は $\rho_L g h_2$ であるから，これらの面に作用する下向きの力 F_1 と上向きの力 F_2 はそれぞれつぎのようになる。

$$F_1 = \rho_L g h_1 A, \qquad F_2 = \rho_L g h_2 A \tag{5.9}$$

これらの力の差 F は次式のようになり，上向きに作用する。

$$F = F_2 - F_1 = \rho_L g h_2 A - \rho_L g h_1 A = \rho_L g A (h_2 - h_1) = \rho_L g h A \tag{5.10}$$

この式で，hA は円柱の体積であるので，$\rho_L g h A$ はこの円柱の体積分の液体の重量になる。すなわち，力 F は物体の体積に等しい体積の液体の重量に等しい。この上向きの力を**浮力**（buoyaney）という。言い換えれば，物体を液

体の中に浸したとき，それが押しのけた体積の液体の重量に相当する浮力が生じて，物体は軽くなる。これが，よく知られている**アルキメデスの原理**であって，発見した古代ギリシャの数学者アルキメデス（Archimedes, BC 287～BC 212）の名をとっている。

ギリシャ人の植民都市シラクサの王ヒエロンⅡ世が金細工師に金を渡して王冠を作らせたとき，「金細工師は王冠に混ぜ物をし，王から預かった金の一部を盗んだ」といううわさが広まった。そこで王はアルキメデスに，混ぜ物がしてあるかどうかを王冠を壊さずに調べるように命じた。

アルキメデスは困り果てたが，ある日，風呂に入ったときに，水が湯船からあふれ出るのを見て，上記の原理のヒントを発見したという逸話がある。アルキメデスは金細工師に渡したのと同じ重量の金塊を用意し，金塊と王冠のそれぞれを，水をいっぱいに張った容器の中に入れた。水の中に王冠を入れた場合の方が，金塊を入れた場合よりも多くの水があふれ出たことから，金細工師の不正が明らかになったそうである。王冠に金より軽い（従って体積が多い）混ぜ物をしたことがわかったのである。

5.1.5 流れの種類

途中で分岐する管（分岐管）の中の，水の流れを考えてみる（**図 5.5**）。おだやかな流れであれば，もとの管（母管）の A の位置を通った非常に小さい粒子は，分岐の近くで少しわん曲したあと，図中に示す曲線をたどりながら B の位置に達する。このように流れがたどる線を**流線**（streamline）と呼ぶ。ガラス製の母管の横から注射器の針を差し込み，インキをゆっくりと注入すると，流線を観察することができる。

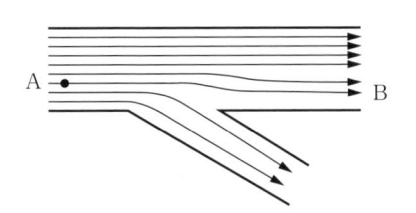

図 5.5　分岐管内の流線

流線が交わらず，流体の隣り合った部分が互いに層状をなすような流れを**層流**（laminar flow）という。これに対して，流線が入り乱れたりくずれたりした，時間的にも空間的にも不規則な流れを**乱流**（turbulent flow）と呼ぶ。大まかに言って，速度が小さい流れは層流，かなり早い流れは乱流になるが，後に述べるように乱流が生じるかどうかにはいくつかの条件が影響する。

また，一般的に言えば，流れの速度や圧力，密度などは，時間ごとに，また場所によって変化する。このように時間によって変化する流れを**非定常流**（unsteady flow）と言い，時間に依存しない流れを**定常流**（steady flow）と呼ぶ。例えば，毛細血管などのかなり細い血管や静脈を除くと，血管内の血液流れは非定常である。一方，ゆっくりと流れる小川のせせらぎは定常流である。

5.1.6 レイノルズ数

物理学者で技術者でもあり，英国で最初の工学の教授であったオズボーン・レイノルズ（Osborne Reynolds, 1842〜1912）は，円管内の流れの実験から，流れの状態は次式で表される無次元数（単位をもたない数）Re によって特徴づけられることを見いだした。これを**レイノルズ数**（Reynolds number）という。

$$\mathrm{Re} = \frac{vd}{\nu} = \frac{\rho vd}{\mu} \tag{5.11}$$

ここで，v は管内平均速度，d は円管の径，ρ は流体の密度，μ は流体の（静）粘性係数である。また，ν は流体の**動粘性係数**で，次式によって μ と ρ から求まる。

$$\nu = \frac{\mu}{\rho} \tag{5.12}$$

レイノルズ数 Re が等しい二つの流れは，流体の種類，管径や速度によらず力学的に相似である。これを利用して，実際の観察が難しい血管内の流れを研究するのに，例えばガラス管を用い，血流と同じレイノルズ数をもつ流れを流すモデル実験がよく行われる。

一般的には，vとして流れの代表速度を，dとして管の代表長さをとる。両者の積vdは慣性力に相当し，νあるいはμは流体の粘っこさ（粘性力）に相当するので，レイノルズ数を次式によって表現することができる。

$$\mathrm{Re} = \frac{慣性力}{粘性力} \tag{5.13}$$

レイノルズ数の大きい流れでは粘性の影響を無視してよく，逆にレイノルズ数の小さい流れでは慣性力を無視してよい。

慣性力よりも粘性力が大きくてレイノルズ数が小さい流れは層流，逆に慣性力が支配的なレイノルズ数の大きい流れは乱流になりやすい。層流から乱流に移る境界のレイノルズ数を**臨界レイノルズ数**（critical Reynolds number）という。流れの状態を含むいろいろな状況の影響を受けるので一概には言えないが，円管内流れの臨界レイノルズ数は2 000から3 000である。

5.1.7 連続の式

管内を流れる定常流を考えてみる（**図 5.6**）。位置1と位置2における管の断面積，流体の平均速度，流体の密度をそれぞれ，A_1とA_2，v_1とv_2，ρ_1とρ_2とする。断面1において，流体は単位時間（例えば1秒間）に距離v_1だけ進むので，単位時間あたりにこの断面を通過する流体の体積は$A_1 v_1$であるから，その質量は$\rho_1 A_1 v_1$になる。同様に，単位時間あたりに断面2を通過する流体の質量は$\rho_2 A_2 v_2$になる。

両断面の間を通過する流体の質量は同じである（質量保存則）ので

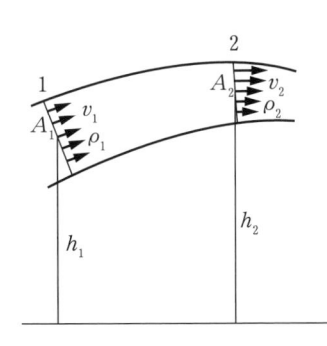

図 5.6 管の位置1, 2（平均高さh_1, h_2）における断面積, 平均速度, 密度

$$\rho_1 A_1 v_1 = \rho_2 A_2 v_2 = 一定 \tag{5.14}$$

が成り立つ．これを**連続の式**（equation of continuity）と呼ぶ．水や血液のような非圧縮性流体の場合には，密度は変化しない（$\rho_1 = \rho_2$）と考えてよいから

$$A_1 v_1 = A_2 v_2 = Q \ (一定) \tag{5.15}$$

になる．

ここで，Q は**流量**（flow rate）でその基本単位は m^3/s であるが，慣習的に l/min（リットル/分）や cm^3/min（または cc/min）などのように単位を変えて，血液循環系の計測や評価に用いられている．なお，1リットルは1 000 cc，すなわち 1 000 cm^3 であり，1リットル/分（l/min）をSI基本単位で表すと約 $1.67 \times 10^{-5}\ m^3/s$ になる．

5.1.8 ベルヌーイの定理

式（2.46）で説明したように，高さ h の位置において v の速度で移動している質量 m の物体が有する力学的エネルギーの総和 E は，どの瞬間においても保存（エネルギー保存則）され，次式が成り立つ．

$$E = mgh + \frac{mv^2}{2} = 一定 \tag{5.16}$$

この式は，血液のような非圧縮性流体のみならず，呼吸気のような圧縮性流体においても成り立つ．

血流のような非圧縮性流体の場合には体積が不変であるので，質量 m（＝密度×体積）を密度 ρ に置き換えることができる．また，圧力 p が作用している場合には，圧力はエネルギーと等価であるのでこれが加わる．したがって

$$E = \rho gh + \frac{\rho v^2}{2} + p = 一定 \tag{5.17}$$

が成り立つ．発表したスイスのダニエル・ベルヌーイ（Daniel Bernouilli, 1700〜1782）に因んで，これを**ベルヌーイの定理**と呼ぶ．この式の中で，$\rho v^2/2$ は**動圧**（dynamic pressure）と呼ばれ，これに対して p は**静圧**（static pressure）と呼ばれる．この式には粘性係数が含まれていないことからもわか

るように，これは粘性を無視した非粘性流体に関する定理である。

図5.6に示す管の中の非圧縮性非粘性流体の定常流に対しては，位置によって密度は変化しないので $\rho_1=\rho_2=\rho$ と表すと

$$\frac{\rho v_1^2}{2}+\rho g h_1+p_1=\frac{\rho v_2^2}{2}+\rho g h_2+p_2 \tag{5.18}$$

が成り立つ。一般的には，わん曲した管の中では図に示すように断面上の速度は一様でないが，ここでは v_1, v_2 を各断面における平均速度としている。

各項を重量 $\rho g V$（V は体積）で割って整理すると

$$\frac{v_1^2}{2g}+h_1+\frac{p_1}{\rho g}=\frac{v_2^2}{2g}+h_2+\frac{p_2}{\rho g}=H \text{（一定）} \tag{5.19}$$

が得られる。この式のいずれの項も高さと同じ次元（単位）をもつので，各辺の第1の項 $v_1^2/2g$, $v_2^2/2g$ を**速度ヘッド**，第2項の h_1, h_2 を**位置ヘッド**，第3項の $p_1/\rho g$, $p_2/\rho g$ を**圧力ヘッド**，総和の H を**全ヘッド**と呼ぶ。ヘッド（head）は水柱の高さを意味し**水頭**とも呼ばれるが，この用語は水の他の流体に対しても使われる。

以下に，ベルヌーイの定理を利用した二つの例を示す。

大気圧 p のもとで，密度 ρ の液体で満たされた比較的大きい容器（断面積 A）の下側に設けた小さい孔（オリフィス，断面積 a）から，大気圧へ液体が流出する（平均）速度 v を求めてみる（**図5.7**）。容器の容積が非常に大きい場合には，オリフィスから液体が少々流出しても，容器内の液面高さ h_1（あるいは H）はほとんど変化せず，ほぼ一定であると見なすことができる。ま

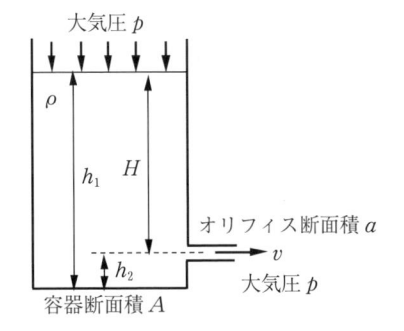

図5.7 容器オリフィスからの液体の流出

た，流れは定常流であり，流体の粘性と非圧縮性は無視できるものとする。

容器内液面における液体の速度などに1の記号を，オリフィスから流出する液体の速度などに2の記号をつけると，式 (5.18) がそのまま使える。

$$\frac{\rho v_1^2}{2} + \rho g h_1 + p_1 = \frac{\rho v_2^2}{2} + \rho g h_2 + p_2 \tag{5.20}$$

容器は大きいので容器内の液の高さはほぼ一定と見なせるから $v_1=0$ と置くことができ，また $p_1=p_2=p$, $v_2=v$ であるから

$$\rho g h_1 + p = \frac{\rho v^2}{2} + \rho g h_2 + p \tag{5.21}$$

この式を整理して，$h_1-h_2=H$ を使うと

$$v^2 = 2g(h_1-h_2) = 2gH \quad \text{または} \quad v=\sqrt{2gH} \tag{5.22}$$

これは**トリチェリの定理**として広く知られている式である。

式 (5.15) に式 (5.22) を使うと，オリフィスからの液体の流量 Q は

$$Q = av = a\sqrt{2gH} \tag{5.23}$$

になる。これらの式から，液面の高さとオリフィスの断面積がわかれば，オリフィスから流出する流体の流量と速度が簡単に計算できる。

ベルヌーイの定理を利用した別の例を考えてみる。途中に断面積の小さい管を挟み込んだ**図 5.8** に示すような管を**ベンチュリ管**と呼ぶ。この管の太い部分と細い部分の側面に細い管（ポート）が二つ取り付けられている。ベンチュリ管を用いると，管の中を流れる流体の速度や流量を簡単に測定することができるので，実際に市販されている。以下では，このベンチュリ管を用いて，速度や流量を求める方法を考えてみる。

いま，太い方の管の断面積，速度，圧力をそれぞれ A_1, v_1, p_1, 細い管の

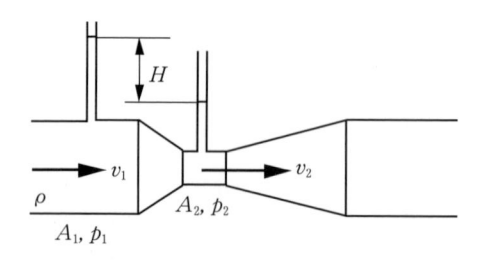

図 5.8 ベンチュリ管

これらを A_2, v_2, p_2 とすると，連続の式（式 (5.15)）とベルヌーイの定理を表す式（式 (5.18)）から

$$A_1 v_1 = A_2 v_2 = Q \tag{5.24}$$

$$\frac{\rho v_1^2}{2} + p_1 = \frac{\rho v_2^2}{2} + p_2 \tag{5.25}$$

これらから

$$p_1 - p_2 = \frac{\rho(v_2^2 - v_1^2)}{2} = \frac{\rho v_1^2}{2} \left\{ \frac{A_1^2}{A_2^2} - 1 \right\} \tag{5.26}$$

ポートの中の液の高さの差 H は，それぞれの管の中の圧力の差に相当するので，式 (5.4) から

$$\rho g H = p_1 - p_2 \tag{5.27}$$

これを式 (5.26) の左辺に入れて整理すると

$$v_1^2 = \frac{2gH}{(A_1^2/A_2^2) - 1} \quad \text{または} \quad v_1 = \sqrt{\frac{2gHA_2^2}{A_1^2 - A_2^2}} \tag{5.28}$$

流量 Q は，式 (5.24) から

$$Q = A_1 v_1 \quad (\text{または} = A_2 v_2) \tag{5.29}$$

この v_1 に式 (5.28) を代入して，整理すると次式が得られる。

$$Q = \sqrt{\frac{2gHA_1^2 A_2^2}{A_1^2 - A_2^2}} \tag{5.30}$$

すなわち，流速や流量を測定したい管の途中に，図 5.8 に示すようなベンチュリー管（断面積 A_1, A_2 は既知）を挿入すれば，ポート内の液柱の高低差 H を測定するだけで，簡単に流量を測ることができ，対象とする管の断面積がわかっていれば流速（＝流量/断面積）が計算できる。

5.2 生体に関わる流れ

5.2.1 血　　　液

ヒトの体内では，血液の重量は体重の約 8 ％ を占める。例えば，体重 70 kgf（kgf の単位については式 (2.76) 参照，日常的に "体重 70 キロ" と言

っているのは正しくは"70 kgf"のことである）のヒトは重さにして約5.5 kgfの血液をもち，血液の比重（約1.06）を考えると約5.2リットルの体積になる。

血液は，小さい血球成分（細胞）が**血漿**（けっしょう，plasma）と呼ばれる液体中に分散する**懸濁液**（けんだく液，suspension）である。懸濁液とは，固体粒子を混ぜた液体のことで，血液のほかに，砂利を液状のセメントに混ぜた生コンクリート（生コン）や，小麦粉を溶いた水，色素を水に溶かした絵の具などは懸濁液である。

血球成分のほとんどは，直径約8 μm，厚さ約2.5 μmの，中央がくぼんだ円板形[1]の非常に変形しやすい**赤血球**（red cell, erythrocyte）である。そのほかに，血球成分全数の約1/600を占める**白血球**（white cell, leukocyte）と，約1/800を占める**血小板**（platelet）がある。

全血液中で，血球成分が占める体積割合をパーセント（%）で表した値は**ヘマトクリット**（hematocrit）と呼ばれる。これはからだの状態を示す非常に重要な指標であるので，臨床検査などでしばしば測定される。健康な男性のヘマトクリットは約45，女性では40程度である。

また，血漿には，重量にして約90%の水，約7%の各種タンパク質，およびその他の有機物や，無機物（金属）が含まれる。

血液の粘性係数は，せん断速度を低い値からしだいに大きくしていくと減少していき，せん断速度がある程度高くなると，さらにせん断速度を増加させても粘性係数は変化せず，一定値に落ち着く（普通の血液では**図5.9**でヘマトクリット48.0の曲線）。すなわち，血液では，せん断速度が高い領域では式（5.2）が成り立ち，この領域では血液はニュートン流体であると言える。

しかしながら，せん断速度が低い領域に移ると，粘性係数が一定ではなくなるのでこの式が適用できず，ニュートン流体とは言えなくなる。体内では，心臓の収縮と弛緩に応じて血流量が増減を繰り返す**拍動流**（pulsatile flow）であるので，1心拍の間にせん断速度は高い値と低い値の間で変化する。したがって，この間にニュートン性の領域と非ニュートン性の領域を行ったり来たりす

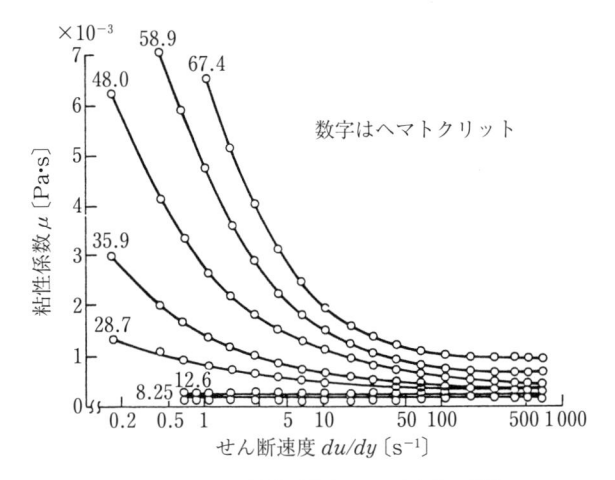

図 5.9 血液の粘性係数とせん断速度の関係
(文献 2)から作成)

る。

非ニュートン流体の場合には簡単な式 (5.2) が使えないので，流れの解析が複雑になる．このためもあって，しばしば，血液をニュートン流体であると仮定して，近似的な流れ解析が行われている．

5.2.2 血　　圧

圧力の SI 単位は Pa (パスカル，式 (2.83)) であるが，医療の分野では慣習的に動脈圧には mmHg (水銀柱の高さ) が，静脈圧には cmH_2O (水柱の高さ) が使われている．例えば，医師に「血圧は 86」と言われると，これは「血圧は 86 mmHg」を意味する．

すでに説明したように，標準気圧を水銀柱の高さで表すと約 760 mm（= 0.76 m），水柱の高さで表すと約 10 m になる．すなわち，高さだけで比較すると水柱は水銀柱の約 13 倍になる．上記のいわゆる動脈圧 86 は水銀柱では 86 mm（= 8.6 cm）であるが，水柱では約 1.1 m（= 110 cm）に相当する．

病院などで診察のときに，医師や看護師はカフ型血圧計を用いて動脈の血圧を測定する．この血圧計には古くから水銀柱が用いられており，水銀が細い管

の中で上昇する高さ，すなわち水銀柱の高さ（mmHg）を測定して血圧とする．この高さは動脈圧の場合はおおむね 10 cm 程度であるので，管の長さは短くて済み，医師は椅子に座ったままで水銀柱の高さを読み取ることができる．水銀の代わりに水を使うと水柱の高さは 1 m にもなり，立ち上がらないと高さを読むことが難しいし，長い管が必要になる．水銀は強い毒性があるので使いたくないが，このように水を使うより大きなメリットがあるので，血圧計には水銀が使われているのである．

一方，静脈の血圧は数 mmHg であり，水銀柱は数 mm しか上昇しないので，その高さを正確に読むのは難しい．このために，静脈圧を測定する必要がある場合には，静脈に挿入したカテーテルの血管に対して反対側に水の入ったチューブ（水柱）を接続して，その高さを読み取る．例えば，静脈圧が 5 mmHg である場合には，水柱では約 6.6 cm の高さになり，容易にしかも正確に読み取れる．

5.2.3　大動脈内の血液流れ

心臓（図 5.10）の拍動によって流れる心臓内や，大動脈や動脈の中の血液の流れは，時間とともに速度（血流量）や圧力（血圧）が変化するので非定常

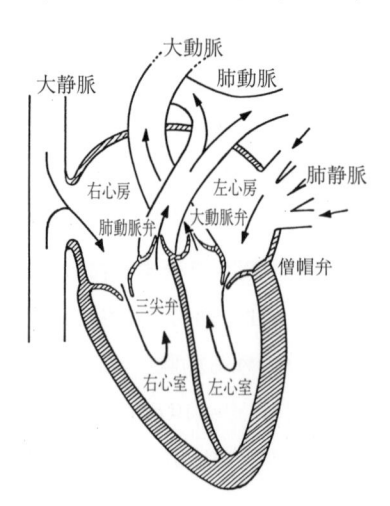

図 5.10　心臓内の血液の流れ[1]

流である。

図 5.11 には，心臓の拍動に伴う心電図と心音図，左心室内と左心房内の血圧，および大動脈の血圧と血流を示している．心電図の P 波は心房の興奮を，QRS 波は心室の興奮に対応し，それぞれの興奮によって心房と心室の収縮が起こる．T 波ののちに心室は弛緩する．

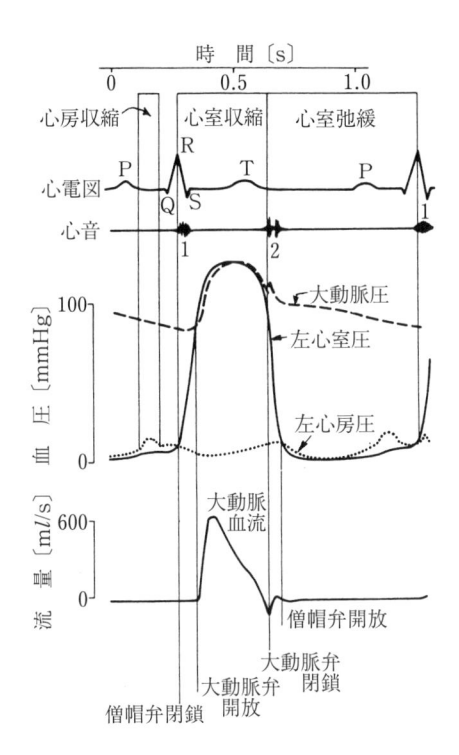

図 5.11 心臓の拍動に伴う大動脈圧，大動脈血流などの変化[1]

心筋の収縮によって左心室内圧は急速に上昇し，ついには大動脈圧を超え，このために大動脈弁が開いて左心室内の血液は大動脈内へ流れ出る（拍出）．その後，左心室圧が大動脈圧より低くなるので，少し逆流（もれ）を生じながら大動脈弁が閉鎖して，左心室からの血液の拍出が終わる．引き続いて僧坊弁が開き，再び閉まるまでの間に左心房から左心室内へ血液が流入する．このような心臓の動作によって，大動脈内の血流は非定常に，血圧は拍動圧になる．

心音の 1 は僧坊弁の閉鎖と大動脈弁の開放によって，心音 2 は大動脈弁の閉

鎖と僧坊弁の開放によって生じる。聴診器で胸内の音を聞くことによって，心臓弁の動作を知ることができる。

5.2.4 動脈内血流のレイノルズ数

心臓から出たあたりの太い大動脈（上行大動脈）の血流のピーク速度 v は約 1 m/s，内径 d が約 15 mm（大型のイヌの場合），血液の密度 ρ が水とほぼ同じ 1 000 kg/m³（表 5.1）であり，粘性係数 ν を水の数倍として約 5×10^{-3} Pa·s（$=5\times10^{-3}$ kg/ms）とすると，最大レイノルズ数 Re/max は式（5.11）から

$$\mathrm{Re/max} = \frac{\rho v d}{\mu}$$

$$= \frac{1\,000\,[\mathrm{kg/m^3}] \times 1\,[\mathrm{m/s}] \times 0.015\,[\mathrm{m}]}{5\times10^{-3}\,[\mathrm{kg/ms}]} = 3\,000 \qquad (5.31)$$

と推定される。すでに述べたように，一般的にはレイノルズ数が 2 000～3 000 より大きくなると層流から乱流へ移るので，この付近の大動脈では乱流が生じている可能性がある。実際に，ヒトやイヌの大動脈の血流で乱流が観察されている[1]。

一方，直径 0.05 mm（50 μm）程度の細動脈では，血流速度が約 7.5 mm/s まで低下する[1]ので，レイノルズ数は

$$\mathrm{Re} = \frac{\rho v d}{\mu}$$

$$= \frac{1\,000\,[\mathrm{kg/m^3}] \times 7.5\times10^{-3}\,[\mathrm{m/s}] \times 50\times10^{-6}\,[\mathrm{m}]}{5\times10^{-3}\,[\mathrm{kg/ms}]} = 0.075 \qquad (5.32)$$

と計算される。この値からもわかるように，細動脈内の血液流れは層流である。

ここで計算した大動脈のレイノルズ数と細動脈のレイノルズ数とを比べてわかるように，動脈系は心臓から出たあと連続した管であるにもかかわらず，位置（部位）によってレイノルズ数は非常に大きく違う。

5.2.5 ベルヌーイの定理の応用——輸液バッグ

点滴などのように，重力を利用して輸液バッグなどから液体を患者に注入する方法は，医療の場でしばしば使われている。このような場合に，式（5.23）を流量の推定，制御に利用することができる。例えば，いっぱい（満タン）にした容積 500 ml の輸液バッグを患者から 1 m の高さの位置に取り付け，カテーテルを経て内径 0.5 mm の静脈針を患者の静脈に挿入して，液を注入する場合を考えてみる（図 5.12）。

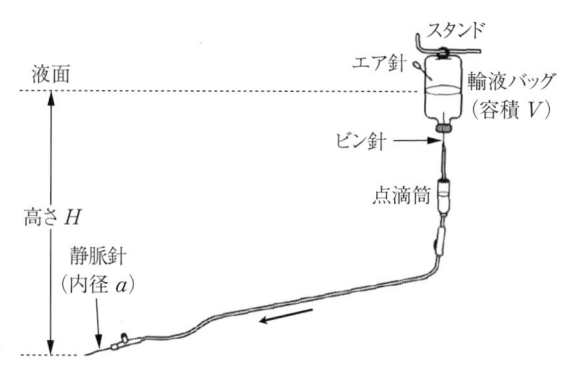

図 5.12 輸液回路（文献 3）をもとに作成）

静脈針の断面積 a は

$$a = \pi \times \frac{0.5^2}{4} [\text{mm}^2] = 0.20 [\text{mm}^2] = 0.20 \times 10^{-6} [\text{m}^2]$$

であるので，式（5.23）から流量 Q はつぎのようになる。

$$Q = a\sqrt{2gH} = (0.20 \times 10^{-6} [\text{m}^2]) \times \sqrt{2 \times 9.8 [\text{m/s}^2] \times 1 [\text{m}]}$$
$$= 0.20 \times 10^{-6} \times 4.43 [\text{m}^3/\text{s}] = 0.89 \times 10^{-6} \text{ m}^3/\text{s} \tag{5.33}$$

最初の輸液の体積 V は

$$V = 500 [\text{m}l] = 500 [\text{cc}] = 500 [\text{cm}^3] = 500 \times 10^{-6} \text{ m}^3$$

であるので，輸液が終了するまでの時間を t とすると，$V = Qt$ であるから

$$t = \frac{V}{Q} = \frac{500 \times 10^{-6} [\text{m}^3]}{0.89 \times 10^{-6} [\text{m}^3/\text{s}]} = 561.8 \text{ s} \tag{5.34}$$

すなわち，約 560 秒（＝約 9 分）で輸液が終了すると見積もることができる。

この計算ではカテーテル出口の圧力を大気圧と同じであるとして式 (5.23) を使ったが，実際では，カテーテルは静脈内に挿入されているので，輸液の出口にある静脈の血圧を考慮する必要がある．しかし，静脈圧はすでに述べたように数 mmHg と非常に低いので，これを考慮しても上で求めた時間との違いは小さい．

5.2.6 ポアズイユの法則

1章で紹介したポアズイユは，円管内にいろいろな流体を流す簡単な実験から「流量は圧力差と管径の4乗に比例し，管長さと粘性に反比例する」という非常に重要な関係を発見した．この関係は以下に述べるように，理論的に導くことができる．

まず，内半径 R の円管内の定常流の中に半径 r の円柱要素を考える（図 5.13）．上流の位置 A におけるこの円柱要素の断面積は πr^2 であるから，この位置における圧力 p によって生じる力は右方向（流れの方向）に $\pi r^2 p$ になる．また，下流の位置 B（断面積は同じく πr^2）における圧力は dp だけ減少して $p-dp$ になり，これによって生じる力は左方向（流れとは逆の方向）に $\pi r^2(p-dp)$ になる．

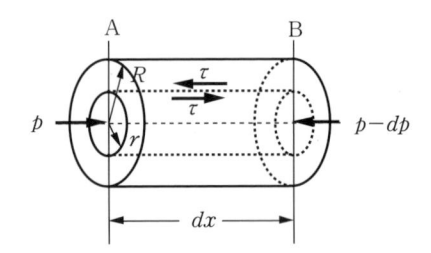

図 5.13 半径 R の円管の中の流れに設定した半径 r の円柱要素[1]

一方，この円柱要素の外側の円周は $2\pi r$，長さは dx であるので，表面積は $2\pi r dx$ になり，この表面には流れによって生じるせん断応力 τ が作用する．このせん断応力による力は $2\pi r dx \tau$（表面積×せん断応力）になり，これが上記の二つの圧力の差から生じる力とつり合うので

$$\pi r^2 p - \pi r^2(p-dp) = 2\pi r dx \tau \tag{5.35}$$

5.2 生体に関わる流れ

これを整理すると

$$\tau = \frac{r \, dp}{2 \, dx} \tag{5.36}$$

この式は**ストークスの式**と呼ばれている。

ニュートン流体を仮定すると，式（5.2）から

$$\tau = \mu \left(\frac{du}{dr} \right) \tag{5.37}$$

が成り立つ。ここで u は半径 r の位置（円柱要素の外周）における速度である。

これら二つの式を組み合わせると

$$du = \frac{r \, dr \, dp}{2 \, \mu \, dx}$$

が得られる。つぎに，du を dr に対して積分し，半径 R の管壁上ですべりがない，すなわち速度がゼロであるとする境界条件（$r=R$ で $u=0$）を考慮すると，速度は

$$u = \left(\frac{R^2 - r^2}{4 \mu} \right) \left(\frac{dp}{dx} \right) \tag{5.38}$$

になる。これは管断面上の速度分布を表す式であり，速度は半径 r の2乗に比例して変化し，速度分布は半径に対して放物線状の分布をとることになる。

半径が r の円柱要素の外周の円周は上でも述べたように $2\pi r$ であるので，半径が r で厚さが dr の円筒の壁の横断面の面積は近似的に $2\pi r dr$ になる。式（5.15）あるいは式（5.29）から，この薄い円筒部分の流量は（流速）×（断面積）すなわち $u(2\pi r dr)$ になる。これを流れの中心（$R=0$）から全体（$R=R$）にわたって加え合わせる（積分する）と，流量 Q は次式のようになる。

$$Q = \int_0^R u(2\pi r dr) = \int_0^R \left\{ \left(\frac{R^2 - r^2}{4\mu} \right) \left(\frac{dp}{dx} \right) (2\pi r dr) \right\}$$

$$= \left(\frac{\pi}{2\mu} \right) \left(\frac{dp}{dx} \right) \int_0^R (R^2 - r^2) r \, dr = \left(\frac{\pi R^4}{8\mu} \right) \left(\frac{dp}{dx} \right) \tag{5.39}$$

すなわち，流量は，管（半）径の4乗と圧力差（圧力こう配）に比例し，粘性係数に反比例する。

124   5. 生体における流れ現象

1章で述べたように，この関係は医師であるフランスのジャン・ポアズイユによって1840年に発見されたので，一般に**ポアズイユの法則**（Poiseuille law）と呼ばれている。しかしながら，その前年の1839年に，ドイツの土木技術者ゴットヒルフ・ハーゲン（Gotthilf H. L. Hagen）もポアズイユとはまったく独立にこの法則を発見している。したがって，正確には**ハーゲン・ポアズイユの法則**（Hagen-Poiseulle law）と呼ばれるべきであるが，多くの書籍や論文ではポアズイユの法則なる名称が使われている。その理由は，技術者より医師の方が社会的地位が高いと見なされたために，ハーゲンの名前が省かれてきたとされている。

この法則は，工学・工業の分野における円管内粘性流体の定常流の解析に広く用いられているが，医療の分野でも動脈内流れの解析によく使われる。前述の説明からもわかるように，この法則が成り立つためにはいくつかの仮定（最も重要な仮定は定常流，ニュートン流体であること）が必要である。例えば，

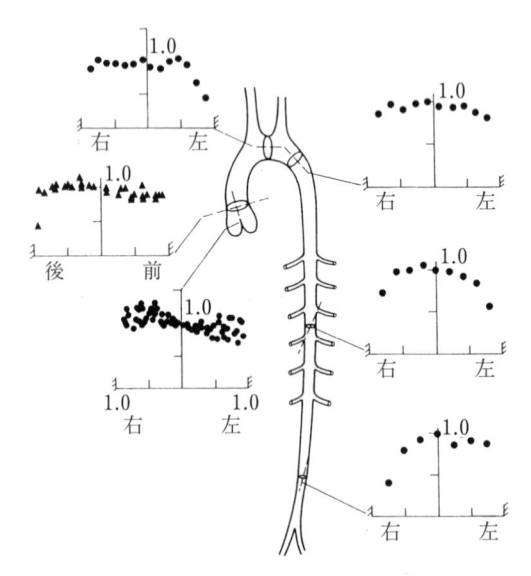

図5.14　イヌ大動脈の各部位における時間平均速度の断面内分布
（各グラフの横軸は内半径で無次元化，縦軸は中心軸上の時間平均速度で無次元化，文献4)から作成）

血液は正確にはニュートン流体ではないうえに，非定常流であり，実際に血流速度分布は放物線状ではない（図 5.14）。したがって，厳密にはこの法則を血流に適用することはできないが，式が簡単で取り扱いが容易であることもあって，一つの目安として血流の解析にしばしば用いられている[1]。

5.2.7 動脈の壁せん断応力

図 5.1 で示した速度分布（速度プロファイル）を壁まで移動させた場合を考えてみる（**図 5.15**）。壁に接する流体は理論的には流れないが，これより少し離れた位置では流れがあるのでこの部分に速度こう配ができ，式（5.2）からわかるようにせん断応力が生じる。このせん断応力は壁を引きずるように働くので，特に**壁せん断応力**（wall shear stress）と呼ぶ。血管ではこの応力は内皮細胞に作用し，後に詳しく説明するように，動脈硬化の発生や進展を始めとして，いろいろな血管機能や血管病変に関わるので非常に重要である。

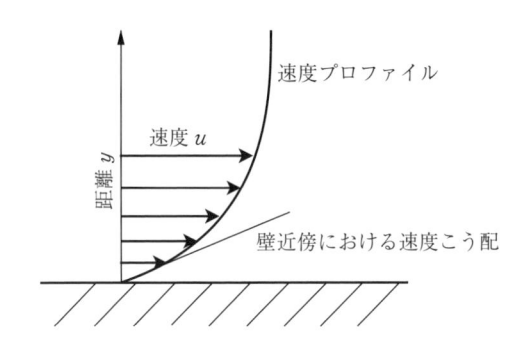

図 5.15 壁近くの流れ

この壁せん断応力の値を知るためには，壁のごく近傍の速度を精度よく計測して，速度分布を求める必要がある。モデル管を用いる実験では，例えば，測定領域がごく小さい（100 μm 以内）レーザ流速計などが用いられる[5]。また，動物を用いる実験やヒトの臨床計測では，やはり測定領域が小さい（0.2〜0.5 mm）超音波流速計が利用されたりする[6]。しかし，これらの方法を実施するためには，高度な計測技術と高価な測定装置が必要であり，容易ではない。そこで，血流から壁せん断応力を推定する下記の方法がよく用いられている。

まず，血液はニュートン流体であり，流れは層流であると仮定する。図5.13を用いて説明したように，動脈（内径 R）に沿って距離 dx 離れた二つの位置の間の血圧の差 dp/dx と壁せん断応力 τ の関係は，次式で表される（ストークスの式，式 (5.36)）。

$$\tau = \frac{R\,dp}{2\,dx} \tag{5.40}$$

また，流量 Q と圧力こう配 dp/dx の関係は次式で表される（ポアズイユの法則，式 (5.39)）。

$$Q = \left(\frac{\pi R^4}{8\mu}\right)\left(\frac{dp}{dx}\right) \tag{5.41}$$

ここで，μ は血液の粘性係数である。この式を変形すると次式になる。

$$\frac{dp}{dx} = Q \Big/ \left(\frac{\pi R^4}{8\mu}\right) = \frac{8\mu Q}{\pi R^4} \tag{5.42}$$

これを式 (5.40) へ代入すると，最終的に次式が得られ，測定される流量 Q から動脈壁に作用する壁せん断応力 τ を推定することができる。

$$\tau = \frac{R\,dp}{2\,dx} = \left(\frac{R}{2}\right)\left(\frac{dp}{dx}\right) = \left(\frac{R}{2}\right)\left(\frac{8\mu Q}{\pi R^4}\right) = \frac{4\mu Q}{\pi R^3} \tag{5.43}$$

120ページで取り上げたイヌの例をとって，胸大動脈の内径を 15 mm（内半径 $R = 7.5$ mm），1心拍中の最大血流速度 v を 1 m/s とすると，最大血流量は式 (5.15) からつぎのようになる。

$$Q = av = \pi R^2 v = 3.14 \times (7.5\,[\text{mm}])^2 \times (1\,[\text{m/s}])$$
$$= 3.14 \times (7.5 \times 10^{-3}\,[\text{m}])^2 \times (1\,[\text{m/s}]) = 1.77 \times 10^{-4}\ \text{m}^3/\text{s} \tag{5.44}$$

これは毎分約10リットルに相当する。この値は，心臓の出口の最も太い動脈のピーク血流速度から計算した結果であって，実際に体内を循環する血液の平均流量はこれよりはるかに少ない。

血液の粘性係数は水の粘性係数の約5倍であるので，これを約 5×10^{-3} Pa·s とすると，壁せん断応力は式 (5.43) からつぎのように計算される。

$$\tau = \frac{4\mu Q}{\pi R^3}$$

$$= \frac{4 \times (5 \times 10^{-3}\,[\mathrm{Pa\cdot s}]) \times (1.77 \times 10^{-4}\,[\mathrm{m^3/s}])}{3.14 \times (7.5 \times 10^{-3}\,[\mathrm{m}])^3}$$

$$= \frac{3.54 \times 10^{-6}\,[\mathrm{Pa\cdot m^3}]}{1.32 \times 10^{-6}\,[\mathrm{m^3}]} = 2.68\,\mathrm{Pa} \tag{5.45}$$

動脈壁の円周方向に作用する応力（垂直応力あるいは法線応力）をラプラスの式（4.24）から見積もったところ，100〜200 kPa である（73ページ）。一方，動脈内壁に作用するせん断応力を見積もると，上記のように約 3 Pa になる。これらの値を比較すると，二つの応力の間には 5 桁もの違いがある。

ここでは詳しくは述べないが，動脈は作用する応力に応じて厚さと径を巧妙に変化させて**再構築**（**リモデリング**，remodeling）し，うまく機能するように適応する[7],[8]。例えば，血圧が上昇すると血管壁が厚くなり，血流が増えると内径が増加する。これまでの研究によると，これらの変化が生じる結果，血圧が上昇しても壁円周応力は，また血流が増加しても壁せん断応力はほぼ正常値に維持される[9],[10]。すなわち，壁は再構築して機能的に適応，制御し，生理的に正常な状態を維持するのである。

これらの応力を認識（検出）して再構築の指令を出すのは細胞（前者では平滑筋細胞，後者では内皮細胞）であると考えられるのであるが，これらの目標応力は，上で述べたように 5 桁も違うのである。これは大きな謎であって，その理由はいまのところ明らかでない。

5.2.8 動脈硬化と血流

種々の血管病変の発症と進展には，血液の流体力学的な因子が密接に関係することが明らかになっている[1]。バイオメカニクスの立場から血管の疾患がよく研究されているのは**動脈硬化**（atherosclerosis）である。動脈硬化は**図 5.16**に示すように，内皮細胞を経て脂質などの物質や，血小板，白血球などが血管内膜に蓄積し，これがしだいにふくれあがって，**動脈硬化斑**（**プラーク**, pla-

128　　5. 生体における流れ現象

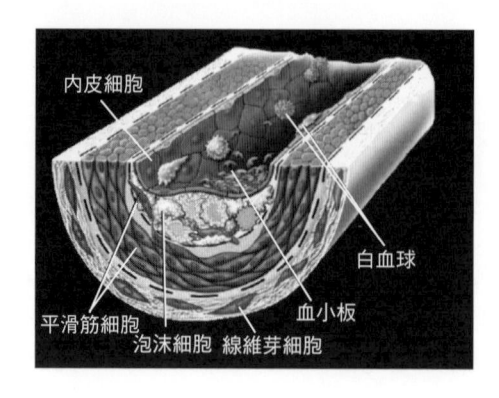

図 5.16 動脈硬化の病巣
（文献 11）をもとに作成）

que）や**アテローム**（**じゅく状硬化**，atheroma）が形成される（**図 5.17**）疾患である。

　このようなふくれが進行すると血管内腔の断面が狭くなって血流が大きく低下し，さらに進むとふさがって流れなくなる。その結果，心臓においては心臓の壁に血液を供給する冠動脈がつまって狭心症，さらには心筋梗塞に至り，脳では脳血管の血流が止まって脳梗塞になる。これらの疾患は致命的な結果をもたらす。

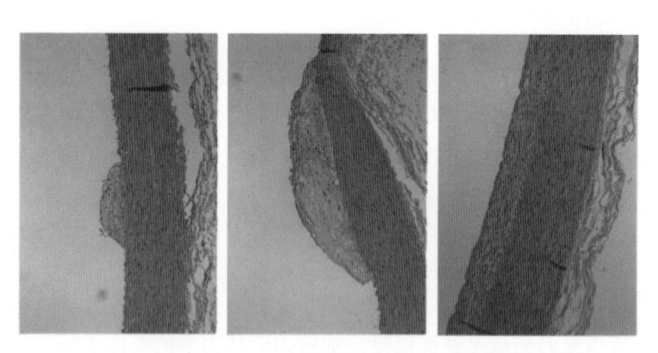

図 5.17　実験的に作成した家兎大動脈の動脈硬化巣[1),12)]
（左から順に動脈硬化が進行；各写真で血管壁の左側が血管内腔）

　このような動脈硬化の病巣は，動脈のわん曲部や分岐部など，血管形状が変化する部位によく発生する。実際に，分岐やわん曲が多い冠動脈（**図 5.18**）や脳血管，腹大動脈からほぼ直角に分岐する腎動脈の入り口付近，腹大動脈か

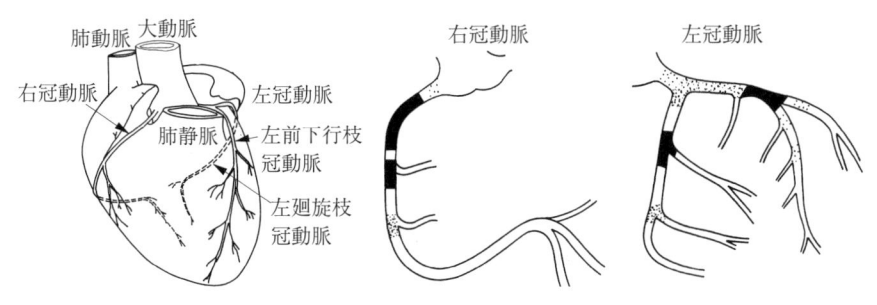

図 5.18 冠動脈における動脈硬化発生部位[1),13)]
（黒く塗った部分に最も多く，次いで斑点部の順に発生）

ら総腸骨動脈への分岐部，総頸動脈から内頸動脈と外頸動脈への分岐部などに動脈硬化が形成される。

　これら分岐部やわん曲部では，流速分布は直管内とは大きく異なり断面上で一様でない。このことから，流体力学を専門とする研究者は，流体力学的な因子が動脈硬化の発生に重要な役割を果たすと推測し，この面からの研究が精力的に行われてきた[13)]。

　このような部位では速度分布が一様でないために，壁せん断応力が位置によって大きかったり，小さかったりする。このような部位で動脈硬化病変がよく発生することから，血流によって生じる壁せん断応力が動脈硬化の発生に密接に関係するものと推測されるのである。

　例えば，**図 5.19** に示す血管分岐部では，分岐管内側の血管の内壁には高い壁せん断応力が作用し，これらの向かい側にある分岐管外側の血管の内壁に作

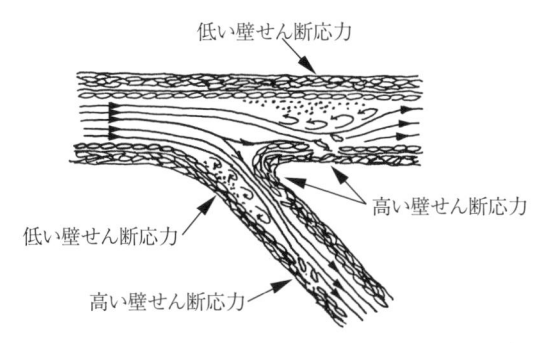

図 5.19 分岐部における流れの様子と壁せん断応力[1)]

用する壁せん断応力は低い。また，図の下方（下流）へ向かう分岐管の外側の内壁には高い壁せん断応力が作用する。しかしながら，この位置はすぐ上流の同じ側で低い壁せん断応力が作用する位置に非常に近い。このために，生体内の動脈で，いずれの位置で壁せん断応力が高く，いずれの位置で壁せん断応力が低いのかを特定するのは，実際には非常に難しい。

そして，大別して，動脈硬化は高い壁せん断応力によって生じるとする説（高せん断応力説）[14]と，低い壁せん断応力によって生じるという説（低せん断応力説）[15]の二つが提案され，いずれが妥当であるかについていろいろな実験が行われ，長い間にわたって議論されてきた[1]。

高せん断応力説は，流れが壁をせん断する（引きずる）力が大きいために，**図5.20**の上側に示すように，血管内皮細胞がはがれたり，損傷を受け，そこから脂質などの物質が壁内に侵入，沈着して，内膜が厚く（肥厚）なって病変に至るとする考えである。一方，低せん断応力説（図5.20の下側）は，この領域で血流が停滞，淀むために，壁面近傍の血流の洗い流しが十分に行われず，脂質などの物質が内皮細胞を通って壁内へしだいに浸潤，蓄積し，内膜が肥厚して病変に至るとする考え方である。

図5.19からわかるように，高い壁せん断応力が作用する位置と低い壁せん

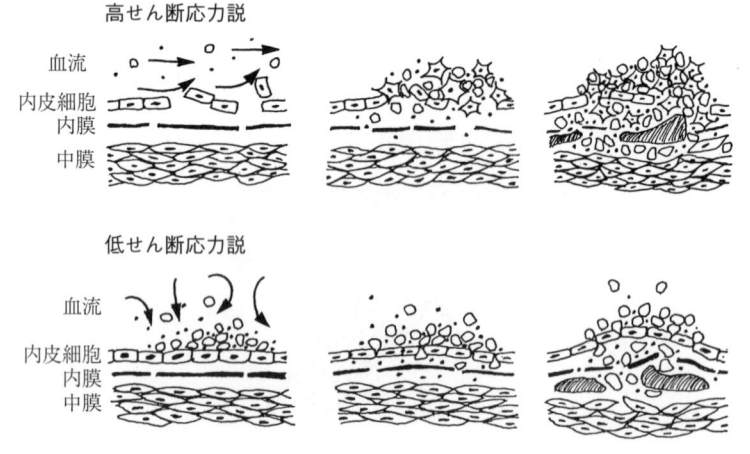

図5.20 壁せん断応力に関連した動脈硬化発生に関する二つの説[1]

断応力が作用する位置が，近接することや，実際のからだの中では拍動流のためにこれらの位置が移動すること，血流速度計測位置の精度とサイズに限界があることなどのために，壁せん断応力の位置と解剖時に観察される動脈硬化病変の位置との対応を正確に知ることは非常に難しい．このために，いずれの考え方が妥当であるのかについて議論が分かれたが，多くの実験的研究から現在では低せん断応力説を受け入れる研究者が多い[1]．図4.28は，これに関する説明からわかるように，低せん断応力説を支持する結果である．

参考文献

1) 林紘三郎：バイオメカニクス　第6刷，コロナ社（2012）
2) Brooks, D.E., Goodwin, J.W. and Seaman, G.V.F.: Interactions Among Erythrocytes Under Shear, J. Appl. Physiol., **28**, pp.172-177 (1970)
3) 佐藤幸一，藤城敏幸：医療系のための物理　2刷，東京教学社（2007）
4) Schultz, D. L.: Pressure and Flow in Large Arteries, Cardiovascular Fluid Dynamics, Vol. 1 (Ed. Bergel, D.H.), pp.287-314, Academic Press (1972)
5) Hayashi, K., Yanai, Y. and Naiki, T.: A 3D-LDA Study of the Relation between Wall Shear Stress and Intimal Thickness in a Human Aortic Bifurcation, Trans. ASME, J. of Biomech. Eng., **118**, pp.273-279 (1996)
6) Yamamoto, T., Ogasawara, Y., Kimura, A., Tanaka, H., Hiramatsu, O., Tsujioka, K., Lever, M.J., Parker, K.H., Jones, C.J., Caro, C.G. and Kajiya, F.: Blood Velocity Profiles in the Human Renal Artery by Doppler Ultrasound and Their Relationship to Atherosclerosis, Arterioscler. Thromb. Vasc. Biol., **16**, pp.172-177 (1996)
7) 林紘三郎，安達泰治，宮崎　浩：生体細胞・組織のリモデリングのバイオメカニクス，ME教科書シリーズB-6，コロナ社（2003）
8) Hayashi, K. and Naiki, T.: Adaptation and Remodeling of Vascular Wall; Biomechanical Response to Hypertension, J. Mech. Behavior Biomed. Mat., **2**, pp. 3-19 (2009)
9) Matsumoto, T. and Hayashi, K.: Mechanical and Dimensional Adaptation of Rat Aorta to Hypertension, Trans. ASME, J. of Biomech. Eng., **116**, pp.278-283 (1994)
10) Kamiya, A. and Togawa, T.: Adaptive Regulation of Wall Shear Stress to Flow Change in the Canine Carotid Artery, Am. J. Physiol., **239**, H14-H21 (1980)
11) 五島雄一郎監修：目で見る動脈硬化症，メディカルレビュー社（1990）
12) 日本機械学会編：生体機械工学　第6刷，日本機械学会（2006）

13) Nerem, R.M.: Arterial Flow Dynamics and Interactions with the Vessel Walls, Structure and Function of the Circulation, Vol. 2 (Ed. Schwartz, C.J. and Wolf, T. W.S.), pp.719-835, Plenum Press (1981)
14) Fry, D.L.: Acute Vascular Endothelial Changes with Increased Blood Velocity Gradient, Circ. Res., **22**, pp.165-197 (1968)
15) Caro, C.G., Fitz-Gerald, J.M. and Schroter, R.C.: Atheroma and Arterial Wall Shear –Observation, Correlation and Proposal of a Shear Dependent Mass Transfer Mechanism for Atherogenesis, Proc. Royal Soc. London (Biology), **177**, pp.109-159 (1971)

演 習 問 題

（1）牛乳（密度 $\rho_m = 1.03 \text{ kg/m}^3$）の中に氷（密度 $\rho_i = 0.92 \text{ kg/m}^3$）が浮かんでいる。空気中に出ている氷の体積 V' は氷の全体積 V の何％に相当するか？

（2）図5.7で，オリフィスから流出する液体の速度 v を，流体の圧力（大気圧ではない）P と液体の密度 ρ だけで表す式を導け。

（3）平均血流速度が 15 cm/s，血管内径が 10 mm のイヌ腹大動脈内の流れを解析するために，内径 30 mm のガラス管を使用し，血液と同じ密度と粘性係数をもつグリセリン水溶液を用いて相似な流れを実現したい。ガラス管内の平均流速をいくらにすればよいか？

（4）問図5.1で，図（a）のように，密度 ρ の液体が入った容器の液面か

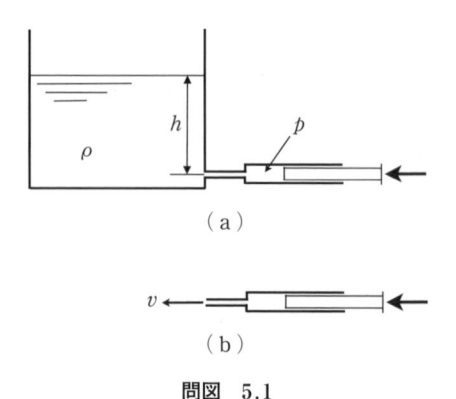

(a)

(b)

問図 5.1

ら深さ h の位置にオリフィスがある。このオリフィスに注射器を取り付け，太い矢印のようにこれを指で押して，注射器内の液体に圧力 p を加えて安定した状態にする。つぎに図 (b) のように，注射器を容器から突然取り外したとき，注射器から流出する液体の速度 v を p と ρ で表せ。

(5) 血圧 P が 94 mmHg の大動脈に小さい孔（側孔）があいて出血した際，出血の平均流速 v はいくらになるか？ ただし，血液の密度 ρ を 1×10^3 kg/m³ とする。

6 生体における熱に関わる現象

　熱に関係するいろいろな現象の多くは日常的に観察される．物質の分子構造を詳しくは考えないで，物質の熱に関する性質，法則やそれらの応用を取り扱う学問，研究の分野を**熱力学**（thermodynamics）と呼ぶ．基本的にはエネルギーに関係する物理学であり，工学の分野では蒸気機関やエンジンなどの熱機関や，熱交換器などの理論的な根拠を与えるものとして非常に重要である．

　ヒトはある温度（気温）の環境の中にあって，熱の産生と放散，吸収をつねに行いながら，体温を 37 ℃ あたりの比較的狭い範囲に保っている．体温に限らず，生体内外の環境因子の変化にかかわらず，生体の状態が一定に保たれるという性質，あるいはその状態を**恒常性**，**ホメオスタシス**（homeostasis）と呼ぶ．この性質は，生物のもつ最も重要な性質の一つであって，生物が生物である要件であり，**生体恒常性**とも言われる．

　からだの外部から全身的あるいは局部的に過度に冷却または加温されると，恒常性がくずれて障害を招くことがある．これには低体温症，やけどや低温やけどがあり，また日本人女性に多い冷え症はその現れである．また，炎症などの障害が生じると，全身または局部の体温が上昇する．医療における温度管理は，心臓などに対する低体温手術，脳に対する低温療法，がんに対する温熱療法（ハイパーサーミア，hyperthermia）などに利用されている．

　また，熱に関する知識や技術は，体外循環の際の血液温度の管理，人工呼吸器の吸気の温度管理，病室や手術室の温度管理，組織・臓器・細胞の冷蔵・冷凍保存技術などにおいても非常に重要である．

6.1 熱力学の基礎

6.1.1 温　　　度

物体の温かさ，冷たさを定量的に表す尺度が**温度**（temperature）である．

温度を表すのに**摂氏温度**（せっしおんど，セルシウス温度；Celsius temperature ともいう），**華氏温度**（かしおんど，ファーレンハイト温度；Fahrenheit temperature），**絶対温度**（absolute temperature）あるいは**ケルビン温度**（Kelvin temperature）が使われる。温度を表示するのに，摂氏温度には℃，華氏温度には°F，絶対温度にはKの記号が用いられる。摂氏温度は水が凍る温度を0℃とし，1気圧のもとで水が沸騰する温度を100℃として，その間を等分割するように決められている。

摂氏温度 t_C，華氏温度 t_F，絶対温度 T の間にはつぎの関係がある。

$$t_C = \frac{5}{9}(t_F - 32) \quad \text{または} \quad t_F = 1.8\, t_C + 32 \tag{6.1}$$

$$T = t_C + 273.15 \tag{6.2}$$

上の式からもわかるように，摂氏温度0℃は絶対温度では273.15 K に相当する。逆に絶対温度の0 K（これを絶対零度という）は摂氏温度で −273.15℃であり，これより低い温度は存在しない。摂氏温度 t_C と絶対温度 T の刻み（きざみ）幅は同じであるから，それぞれの温度差は等しい。

6.1.2　熱

物体がもつ**熱エネルギー**とは，物体内部のエネルギー（内部エネルギー）のことであって，物質を構成する原子や分子の振動による運動エネルギーと同一のものである。これに対して，**熱**とは熱エネルギーの一部が移動するときの移動エネルギーを指す。言い換えれば，熱は温度差によって移動する熱エネルギーと定義される。

従来は熱量の単位として**カロリー**（calorie；cal と標記）が広く使用されてきたし，いまでも日常生活でよく使われている。1 cal は，標準大気圧（760 mmHg）のもとで質量1 g の純水の温度を1℃上昇させるのに必要な熱量と定義される。しかし，2.3節で述べたように，現在ではエネルギーを表す SI 単位系のジュール（Joule；J と標記）がより一般的に使われており，式 (2.78) に書いたように，1 cal は 4.185 J に相当する。

6. 生体における熱に関わる現象

質量が等しい物質を一定温度だけ上昇させるのに必要な熱量は，物質によって異なる．単位質量（例えば1gあるいは1kg）の物体の温度を1℃（あるいは1K）だけ上昇させるのに必要な熱量を**比熱容量**（specific heat capacity），あるいは簡単に**比熱**（specific heat）と呼ぶ．後者の名称が使われることが多い．その単位は，J/(g·K) や kJ/(kg·K)，あるいは cal/(g·℃) や kcal/(kg·℃) などになる．

比熱は一般的には温度によって変化するが，日常生活の温度範囲では大きくは変わらない．鉄や銅などの金属の比熱は小さく，温度が変化しやすい（熱しやすい，冷やしやすい）が，水などは変化しにくく，空気はこれらの間である（**表6.1**）．人体は水分を多量に含むのでその比熱は水に近いが，タンパク質や脂肪の比熱は水よりかなり小さい．

表6.1 各種物質の比熱（比熱容量，単位は J/(g·K)）[1),2)]

物　　質	比熱	物　　質	比熱
鉄	0.44	水蒸気	2.05
銅	0.38	海　水	3.93
銀	0.24	空気 (20℃)	1.01
アルミニウム	0.90	人　体	3.47
水銀	0.01	タンパク質	0.90
水 (15℃)	4.19	脂　肪	1.67
氷	2.01		

比熱を c で表すと，質量 m の物体の温度を摂氏温度 t_1（または絶対温度 T_1）から t_2（または T_2）まで上昇させるのに必要な熱量 Q は，次式から求められる．

$$Q = mc(t_2-t_1) = mc(T_2-T_1) \tag{6.3}$$

この式を用いると，質量1kg（=1 000 g）の鉄の温度を30℃上昇させる（すなわち30 K 上昇させる）のに必要な熱量 Q は

$$Q = 1\,000\,[\text{g}] \times 0.44\,[\text{J/(g·K)}] \times 30\,[\text{K}] = 13\,200\,[\text{J}] = 13.2\,\text{kJ} \tag{6.4}$$

になる．同じ熱量を質量1kg（=1 000 g）の水に与えると，式(6.3)から

$$t_2 - t_1 = T_2 - T_1 = \frac{Q}{mc} = \frac{13\,200\,[\text{J}]}{1\,000\,[\text{g}] \times 4.19\,[\text{J}/(\text{g}\cdot\text{K})]}$$

$$= 3.15\,\text{K} = 3.15\,℃ \tag{6.5}$$

が得られ,水の温度は約3℃しか上昇しないことになる。言い換えれば,同じ温度上昇させるのに必要な熱エネルギーは,鉄では水の約1/10であり,感覚的に知っているように水に比べて鉄の方がはるかに熱しやすい。

断熱した(外部からの熱の出入りがない)水槽(水の質量を m_w,比熱を c_w,最初の温度を t_w とする)に,温度 t_m に暖めた質量 m_m,比熱 c_m の金属球を入れ,温度が平衡状態(両方の温度が等しい状態)になったときの温度を t とする(図 6.1)。

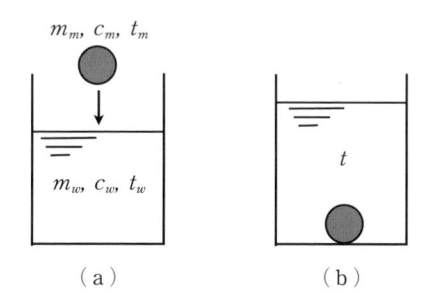

図 6.1 水槽に熱した金属球を入れ,金属球の比熱を求める実験

平衡状態になるまでに金属が水へ与える熱量と,水が金属から得る熱量は同じであるから,式(6.3)から

$$m_m c_m (t_m - t) = m_w c_w (t - t_w) \tag{6.6}$$

が成り立つ。これより

$$c_m = \frac{m_w c_w (t - t_w)}{m_m (t_m - t)} \tag{6.7}$$

が得られ,平衡状態の水の温度(t)を測定すれば金属球の比熱(c_m)が求まる。

例えば,重さ 10 kgf の 20℃ の水に,90℃ に熱した重さ 2 kgf の鉄の球を

浸したところ，しばらくして水の温度が 21.4℃ になって平衡状態に達したとする．水の比熱を 4.2 J/g·K として鉄の比熱を求めてみる．

鉄と水の質量をそれぞれ m_m, m_w, 比熱をそれぞれ c_m, c_w とすると，式 (6.7) から

$$c_m = \frac{m_w c_w (t-t_w)}{m_m (t_m - t)} = c_w \left(\frac{m_w}{m_m}\right)\left(\frac{t-t_w}{t_m - t}\right) \tag{6.8}$$

これに，$c_w = 4.2$ J/g·K, $m_w/m_m = 10$ [kgf]/2 [kgf]$=5$（質量の比は重さの比と同じである），$t=21.4$℃, $t_w=20$℃, $t_m=90$℃ を入れると

$$c_m = 4.2 \text{ [J/g·K]} \times 5 \times \left(\frac{21.4-20}{90-21.4}\right) = 0.43 \text{ J/g·K} \tag{6.9}$$

が求まる．

また，質量 m の物体の温度を 1℃（または 1 K）だけ上昇させるのに必要な熱量を，物体の**熱容量**（heat capacity）と呼ぶ．これを C で表すと次式のようになり，単位は kJ/℃ または kJ/K である．

$$C = mc \tag{6.10}$$

式 (6.3) を用いると次式のように書き換えることができる．

$$C = mc = \frac{Q}{t_2 - t_1} = \frac{Q}{T_2 - T_1} \tag{6.11}$$

熱容量は，出入りした熱の量と物体の温度の変化量の比に相当する．大気や海水などは質量が莫大であるから，熱容量はきわめて大きく，少々の熱を加えたり奪ったりしても温度はほとんど変化しないことがこの式からわかる．

物質が固体から液体，もしくは液体から気体に変化するときには吸熱が起こり，逆のときには発熱が起こる．このような熱による形態，構造の変化を**相転移**という．そして，例えば，氷（固体）から水（液体）へ，あるいは水（液体）から蒸気（気体）へ変化する間は，熱を加えても温度が変化しない．金属などでは，固体状態のままで熱によって構造が変化し，相転移を起こすことがある．このように，熱を与えても温度が上昇しないで相転移を引き起こすときの熱を**潜熱**（latent heat）と呼ぶ．固体が融けて（溶けて）液体になるときの潜熱を**融解熱**，液体が気体になるときの潜熱を**気化熱**という．

6.1 熱力学の基礎

熱の移動の仕方は，**熱伝導**（conduction of heat または thermal conduction），**対流**（heat convection），**熱放射**あるいは**輻射**（thermal radiation）の3種類に大別される。熱伝導は，高温側の物体の熱運動のエネルギーが，原子の間を次々に伝えられて低温側へ移動する現象のことであって，同じ物体内あるいは接触している物体間の熱の移動である。対流は，流体自身や物体が触れている流体の運動によって熱が伝わる現象である。また，高温の物体から，エネルギーが光や赤外線，紫外線などの電磁波として放射され，空間を伝わって低温の物体に到達して吸収され，熱が移動する現象を熱放射または輻射という。

温度 T_1, T_2（ただし $T_1 < T_2$ とする）の二つの物体を，断面積 A，長さ L の棒で結ぶと，温度差と断面積が大きいほど，また距離が近いほど（例えば棒の長さが短いほど）より多くの熱が移動するから，物体を伝わる単位時間あたりの熱量 q は

$$q = \frac{kA(T_2 - T_1)}{L} \tag{6.12}$$

で表される。この関係を**フーリエ**（Fourier）**の法則**と呼ぶ。この式に使われている k は，**熱伝導率**（thermal conductivity）と呼ばれる比例定数であり，単位としては J/m·s·K（または W/m·K）あるいは J/m·s·℃（または W/m·℃）などが使われる。

鉄と銅の熱伝導率 k はそれぞれ約 84 J/m·s·K, 403 J/m·s·K であって，日常的に経験するように，金属では水や空気よりはるかに熱が伝導しやすい（**表**

表 6.2 各種物質の熱伝導率（単位は J/m·s·K）[2),3)]

物　質	熱伝導率
鉄 (0℃)	84
銅 (0℃)	403
銀 (0℃)	428
アルミニウム (0℃)	236
水 (10℃)	0.58
氷 (0℃)	2.20
空気 (20℃)	0.024
筋, 骨	0.46
脂　肪	0.21

6.2）。空気の熱伝導率は約 0.024 J/m·s·K であり，水（約 0.6 J/m·s·K）に比べてはるかに熱が伝わりにくい。また，生体組織の熱伝導率は，筋で 0.4 J/m·s·K，脂肪で 0.2 J/m·s·K 程度であり，脂肪の熱伝導率が筋の約半分であることから，脂肪が多いと保温性が良いのがわかる。生体組織は多量の水分を含むので，その熱伝導率は水の熱伝導率に近い。

6.2 熱力学の法則

6.2.1 熱力学の基本的法則

熱力学には，非常に重要な二つの基本法則がある。

ある物体が外部から熱量 Q の熱を取り入れ，外部に仕事 W を行う場合，物体内部のエネルギーの増加量 ΔU は，流入した熱量 Q から外部にした仕事 W を差し引いたものに等しい。すなわち，この関係は

$$\Delta U = Q - W \tag{6.13}$$

で表現され，これを**熱力学の第一法則**という。2.1.7 項で述べたように，仕事とエネルギーは同等であり，いずれも基本単位は J（ジュール）である。上の式を言い換えれば，「熱と仕事はエネルギーの一形態であって相互に転化することができ，エネルギーの総和は変化しない」になる。これはすでに述べたエネルギー保存則と同じことである。

また，高温の物体と低温の物体とを接触させると，必ず高温物体から低温物体へ熱が移動し，逆方向への熱の移動は自然には決して起こらない。このように逆向きの変化が生じない過程を**不可逆過程**という。熱が関係する不可逆過程としては，（1）高温物体から低温物体への熱の移動と（2）摩擦による熱の発生がある。これらのうちの一方から他方が導かれるので，両者は同等である。このような「外部から仕事をされない限り，熱は高温から低温へ移動する」を**熱力学の第二法則**という。逆に言えば，「他に何らの変化を残すことなく，熱を低温物体から高温物体へ移動させることはできない」ことになり，接触している二つの物体の温度はやがては等しくなる。

6.2.2 気体の状態式

温度が一定のとき,一定質量の気体の体積 V は圧力 p に反比例し

$$pV = 一定 \tag{6.14}$$

が成り立つ。この関係はロバート・ボイル(Robert Boyle, 1627〜1691)によって発見されたので,**ボイルの法則**という。

例えば,**図 6.2**(a)に示すように,シリンダ(容器)とピストン(ふた)で囲まれた部屋の中の気体の圧力,体積,温度をそれぞれ p_1, V_1, T_1 とし,ピストンの上から力 F を作用させたとき(図(b))の気体の圧力,体積,温度をそれぞれ p_2, V_2, T_2 とする。この間に温度は変化しない($T_2=T_1$)とすると,圧力が p_1 から p_2 へ増加すると同時に,体積は V_1 から V_2 へ減少して

$$p_1V_1 = p_2V_2 \tag{6.15}$$

が成り立つ。

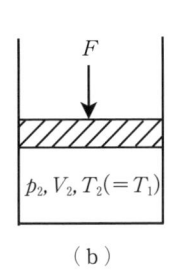

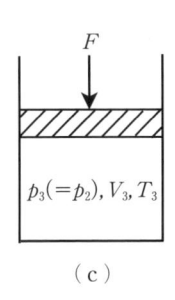

$$
\begin{array}{ccc}
p_1,\ V_1,\ T_1 & p_2,\ V_2,\ T_2(=T_1) & p_3(=p_2),\ V_3,\ T_3 \\
(\text{a}) & (\text{b}) & (\text{c})
\end{array}
$$

図 6.2 シリンダ内の気体の圧力,体積,温度

一方,圧力を一定に保ちながら気体を温めると,気体は膨張して体積が増し,体積 V は温度(絶対温度)T に比例する。これを式で表すと

$$\frac{V}{T} = 一定 \tag{6.16}$$

になる。この関係はジャック・シャルル(Jacques Charles, 1746〜1823)によって発見されたので,**シャルルの法則**と呼ばれる。

再び図 6.2 で,図(b)の状態から温度だけを T_2 から T_3 へ変化(ここでは上昇)させると,F は変化しないので圧力を一定値に保ちながら,体積は V_2 から V_3 へ変化(ここでは増加)して(図(c))

$$\frac{V_2}{T_2}=\frac{V_3}{T_3} \tag{6.17}$$

が成り立つ.

式 (6.14) と式 (6.16) を組み合わせると

$$\frac{pV}{T}=一定 \quad あるいは \quad pV=\alpha T \tag{6.18}$$

が成り立ち，これを**ボイル・シャルルの法則**と呼ぶ．α は定数であり理想気体（下記）では

$$\alpha=nR \tag{6.19}$$

となる．ここで，n は気体のモル数（質量（g）を分子量で割った値；単位は mol），R は気体定数である．気体定数は気体の種類に関係なく，おおよそ $R=8.31$ J/mol·K である．

したがって，ボイル・シャルルの法則は

$$pV=nRT \tag{6.20}$$

で表される．現実の気体では正確にはこの式は成り立たないが，この式をつねに満足する気体が存在すると考えて，これを**理想気体**と呼ぶ．この式は，理想気体の圧力，体積，モル数，温度など状態を表す量を関係づける式であるので，理想気体の**状態方程式**と呼ばれる．

6.3 生体の熱と温度

ホメオスタシスによって，ヒトの体内では，脳（視床下部）の温度が約 37 ℃（±2 ℃）になるように調節されている．この体温を**核心温**（core temperature）あるいは**深部体温**（deep body temperature）という．実際には脳内の温度を計測するのは難しいので，一般的には深部体温として**直腸温**が使われている．体内の温度センサは脳だけではなく，皮膚などにもあり，皮膚温を 34 ℃になるように調節する機構があるとも言われている．なぜヒトの平常時の体温（平熱）が約 37 ℃になっているのかの理由は不明である．因みに，他の動

物の体温は，ウシでは37.8～39.2℃，ブタでは37.8～38.9℃，イヌでは37.8～38.6℃，ウサギでは38.9～40.5℃とヒトよりやや高い[4]。なぜこのように動物の体温がヒトより高いのかも，わかっていないようである。

　生きているためには細胞の働きが不可欠であり，細胞が活動するためにはエネルギーが必要である。このためのエネルギー源はATP（adenosine triphosphate，アデノシン三リン酸）という物質である。これを体内で作るためにはタンパク質や脂肪などが必要であり，これらを食べ物から得ている。そして，ATPの加水分解などの過程でエネルギーを放出する。

　ATPは細胞内のミトコンドリア（図3.11）で産生され，その過程で動脈血中のO_2を消費して静脈血中へCO_2を放出する。言い換えれば，食事で取り入れた食べ物と呼吸でとり入れた酸素とがゆっくりと発熱反応（O_2を消費して燃焼）をし，エネルギーを放出しながら最後にCO_2とH_2Oに変わるのである。例えば，筋内のタンパク質には，ATPからリン酸が離れるときに開放される化学エネルギーを，非常に高い効率で運動エネルギーに変換する仕組みがある。

　安静時のからだ各部から発生する熱は，筋で20％，呼吸系と血液循環系で10％，脳で20％，肝臓などの内臓で50％程度であるとされている[5]。運動などで筋が動作するときには，筋が発生する熱の割合は大きく増加する。

　ヒトが身体的，精神的に安静な状態で1日生きていくために必要な体重1kgあたりの最小エネルギー（**基礎代謝基準値**）は約24 kcalである[2]。これに体重を掛けた値を**基礎代謝量**（basal metabolic rate）といい，日本人成人男子（標準体重63.5 kg）の場合は1524 kcalである。1時間あたりの代謝量（これを代謝率という）は1524 [kcal]/24[h]であるから，昼夜にわたって平均した日本人の仕事率は約74 Wに相当する（演習問題4）。さらに言うならば，からだからは60 Wの電球1個からの放熱よりやや多い熱がいつも放出されていることになる。また，もし，からだに放熱の機構がなければ，1日に体温は約29℃も上昇することになる（演習問題5）。体内で産み出される熱量とからだから放出される熱量は等しく，体温はほぼ一定に保たれている。

実際には，からだからは熱が放出されるので，このようなことは起こらない。生体内における熱の移動は，おもに血液循環による対流と組織自体の熱伝導によって行われる。血液循環による熱の移動は熱伝導よりはるかに大きく，発生した熱の 80～90 % はこれによって移動するので，からだの各部位の温度は安定に保たれている[6]。これに対して，組織自体を通る熱の伝導は少ない。

6.4 温度・熱が生体に及ぼす影響

バイオメカニクスに関連する事項で，温度が生体に及ぼす影響について，二，三の例をあげてみる。

6.4.1 体温が生体に及ぼす影響

図 6.3 は，体温の変化に対する生体の反応を示す。温度が 43 ℃ 以上になると，血球や細胞の変性，破壊が生じるが，組織自体は肉眼的には 60 ℃ あたりまでは変化しない。

激しい運動をすると体温，特に筋の温度が上昇する。例えば，ウマがギャロップ（最も早い走り方で，4 本の足すべてが一瞬の間は地面を離れる）で走っ

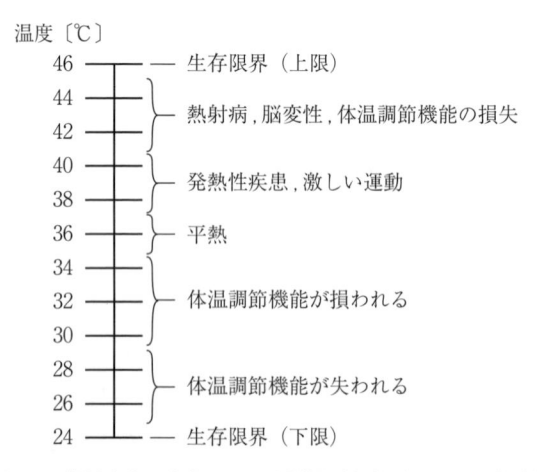

温度〔℃〕
- 46 ── 生存限界（上限）
- 44
- 42 ── 熱射病，脳変性，体温調節機能の損失
- 40
- 38 ── 発熱性疾患，激しい運動
- 36 ── 平熱
- 34
- 32 ── 体温調節機能が損われる
- 30
- 28
- 26 ── 体温調節機能が失われる
- 24 ── 生存限界（下限）

図 6.3 体温変化が生体に及ぼす影響（文献 6)をもとに作成）

ているときの，腱の中心部の温度は45℃で，その表面温度はこれより5℃ほど低いという報告[7]がある．また，ヒトがランニングするときのアキレス腱は，42℃近くになると見積もられている[8]．そして，これらの高い温度で腱は劣化，損傷する可能性があると指摘されている．また，36℃に比べて5℃では，腱の線維間の滑り抵抗が有意に大きくなるという報告[9]もある．

6.4.2 温度が細胞に及ぼす影響

ウマの前肢の表在指屈筋腱（superficial digital flexor tendon）の中央部から取り出した線維芽細胞と，表皮から得た線維芽細胞について，培養中の温度が細胞生存率に及ぼす影響を調べた結果を**図6.4**に示す．温度41℃から45℃あたりまでは細胞生存率の減少はまだ少ないが，46℃から47℃になるとかなり減少し，48℃以上になると細胞の多くあるいはほとんどが死滅する．腱由来の線維芽細胞と皮膚由来の線維芽細胞との間では，結果に違いが見られない．

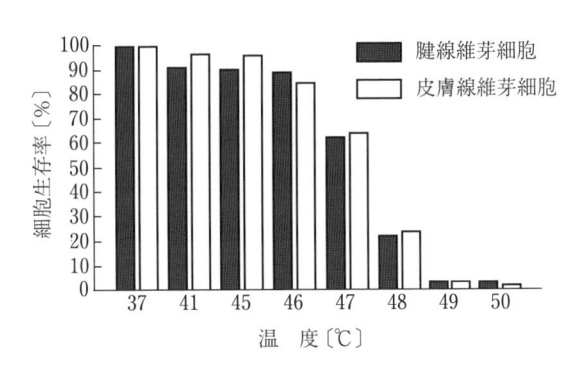

図6.4 培養下の線維芽細胞の生存率に及ぼす温度の影響
（各温度で10分間保持，文献10)から作成）

この図は，各温度に10分間保持した場合の結果であるが，当然のことながら細胞生存率は保持時間に依存する．そこで，45℃の温度で培養した場合について，時間が生存率に及ぼす結果を示したのが**図6.5**である．この温度では，10分を過ぎると時間とともに生存率はしだいに減少し，腱由来の線維芽

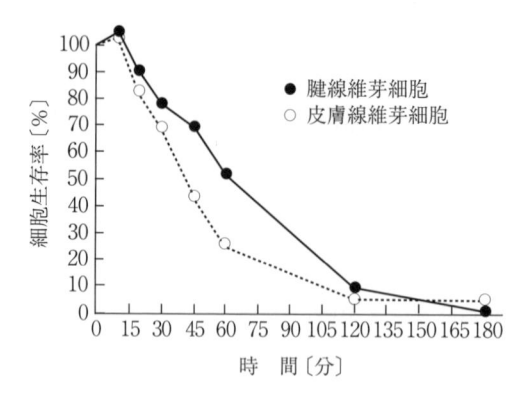

図6.5 45℃で培養の線維芽細胞の生存率の時間による変化（文献10）から作成）

細胞では1時間で半減する．皮膚由来の線維芽細胞は，腱由来の線維芽細胞よりかなり早く死滅するようである．

6.4.3 温度が組織に及ぼす影響

組織については，イヌの内側側副じん帯（ないそくそくふく）（medial collateral ligament）で，2 mmの伸び（約3.5％のひずみに相当）を生じさせるのに必要な荷重が，2℃から37℃の間で下記の式に従って減少するという報告[11]がある．

$$\frac{L}{L_{22}} = -0.012\,t + 1.283 \tag{6.21}$$

ここで，Lは各温度における荷重，L_{22}は22℃における荷重，tは温度である．温度が上昇するにつれて，荷重Lはこの式に従って減少する．22℃における荷重に対して，2℃では約127％，37℃では約83％の荷重になる．

一方，血管については，体外に取り出したウシの冠動脈の内圧-外径試験および軸力-長さ試験を異なる温度で行い，21〜55℃では20分間までは力学特性に違いは見られなかったとする報告がある[12]．また，60℃以上になると5分間でも血管は有意に硬化し，硬化は時間，温度の増加ともに促進されるという結果が得られている．これは，ある限界の温度（約60℃）を超えると，コラーゲンが変性（degeneration），い縮（shrinkage）するためである．

動脈硬化でアテロームなどにより狭窄（図 5.16）した冠状動脈を拡張し，血流の増加を図る治療法の一つに経皮的冠動脈形成術（PTCA, percutaneous transluminal coronary angioplasty）がある。この方法では，カテーテルの先に付けたバルーン（風船）を狭窄部まで誘導し，温度を上げながらバルーンを膨らませて狭窄を改善し，そのあと温度を下げてバルーンを抜き去る。この方法を特に thermal balloon angioplasty という。温度を上げるのは，加温によって血管が軟化して膨張しやすくなるものと考えてのことであるが，上に述べた結果からは，このような効果は期待できないことになる。

体外に摘出した家兎大腿動脈（femoral artery）について，血管収縮剤に対する力学特性の反応に及ぼす温度の影響を，図 4.14 に示すような装置を用いて調べた結果を図 6.6 に示す。

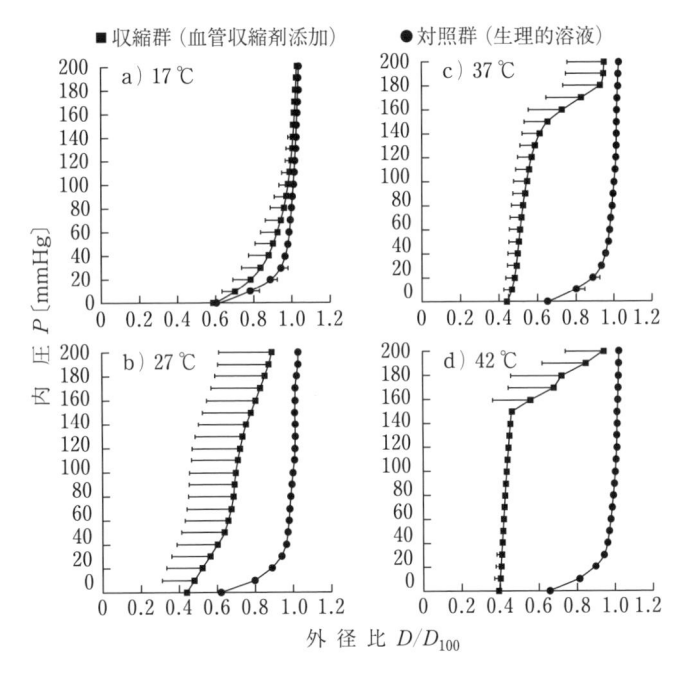

図 6.6 家兎大腿動脈の収縮に及ぼす温度と内圧の影響
（D は各温度，内圧における血管外径，D_{100} は各温度における対照群の 100 mmHg のときの血管外径）[13]

17～42℃の温度の生理的溶液内に保持した血管（対照群）の内圧-外径関係を測定したのち，内圧を 100 mmHg に固定した状態で，この溶液に 10^{-5} mol の濃度になるように血管収縮剤（ノルエピネフリン）を添加した結果である。収縮が安定したことを確認してから内圧を 0 に減圧し，次いで 200 mmHg まで加圧した間の内圧-外径関係を測定している[13]。この図の横軸は，各温度，内圧における血管外径 D の，各温度における対照群の 100 mmHg のときの血管外径 D_{100} に対する比（外径比）である D/D_{100} をとっている。

まず，この範囲で温度が変わっても，対照群の内圧-外径関係は変化しないことがわかる。しかしながら，全体的に見て収縮の大きさ（対照群と収縮群の間の D/D_{100} の差）は温度によって大きく変化している。いずれの温度でも，内圧が 0 から増加するにつれて収縮は増加するが，最大収縮を生じる内圧は温度によって変わり，17℃と 27℃では約 20 mmHg で，37℃と 42℃では 40～60 mmHg で，収縮は最大になっている。また，いずれの温度でも内圧が 150 mmHg を超えると収縮は大きく低下する。

平熱（37℃）では，収縮剤によって血管は大きく収縮し，内圧 100 mmHg における血管外径は対照群の約 45 % になっている。平熱より 20℃低い 17℃では血管はほとんど収縮しないが，27℃になるとかなり収縮するようになる。平熱より 5℃高い 42℃では，平熱のときより収縮は大きくなり，内圧 100 mmHg における血管外径は対照群の約 55 % になっている。

この結果は，低温になると動脈の収縮性が低下して過度な収縮を抑え，血流をできるだけ正常に維持しようとするメカニズムを示唆する。しかしながら，冷水に手足を浸したときや冷え症では，血管が収縮して血流が低下するという反対の現象も観察されているので，血管径や血管収縮と温度の関係についてはさらに詳しい検討が必要である。

なお，動脈の収縮は中膜にある血管平滑筋の収縮によるものであるから，上記の結果は平滑筋細胞の収縮性が温度によって大きく変わることを表している。

以上の例でもわかるように，細胞や組織のメカニクスには温度が大きく影響

する．非常に重要な領域であるが，研究は非常に少ない．

参 考 文 献

1) 原　康夫：増補版　物理学入門，学術図書出版社（2008）
2) 佐藤幸一，藤城敏幸：医療系のための物理，東京教学社（2007）
3) 大塚徳勝：そこが知りたい物理学，共立出版，(1999)
4) 日本エム・イー学会編：ME 用語辞典，コロナ社（1978）
5) 池田研二，嶋津秀昭：生体物性／医用機械工学，秀潤社（2000）
6) 嶋津秀昭ほか：医用工学概論，臨床工学シリーズ 6，コロナ社（2007）
7) Wilson, A.M. and Goodship, A.E.：Exercise-Induced Hyperthermia as a Possible Mechanism for Tendon Degeneration, J. Biomech., **27**, pp. 899-905（1994）
8) Farris, D. J., Trewartha, G. and McGuigan, M. P.：Could Intra-Tendinous Hyperthermia during Running Explain Chronic Injury of the Achilles Tendon?, J. Biomech., **44**, pp. 822-826（2011）
9) Moriya, T., Chikenji, T., Thorenson, A.R., Zhao, C-F., An K-N. and Amadio, P.C.：Effects of Different Temperatures, Velocities and Loads on the Gliding Resistance of Flexor Digitorum Profundus Tendons in a Human Cadaver Model, J. Biomech., **44**, pp. 1414-1416（2011）
10) Birch, H.L., Wilson, A.M. and Goodship, A.E.：The Effect of Exercise-Induced Localised Hyperthermia on Tendon Cell Survival, J. Exp. Biol., **200**, pp. 1703-1708（1997）
11) Woo, S. L-Y., Lee, T. Q., Gomez, M. A., Sato, S. and Field F. P.：Temperature Dependent Behavior of the Canine Medial Collateral Ligament, Trans. ASME, J. Biomech. Eng., **109**, 68-71（1987）
12) Kang, T., Resar, J. and Humphrey, J.D.：Heat-Induced Changes in the Mechanical Behavior of Passive Coronary Arteries, Trans. ASME, J. Biomech. Eng., **117**, pp. 86-93（1995）
13) 黒瀬裕貴，内貴　猛，林紘三郎：家兎大腿動脈の力学的特性に及ぼす温度の効果，第 51 回日本生体医工学会大会抄録集，pp. 483-484（2012）

演 習 問 題

（1）　圧力 P が 700 kPa，温度 t が 15℃の酸素 5 kg を入れるには，少なくともどれだけの容積の医療用ボンベが必要か？　なお，酸素の分子量は

32 である。

（2） ある容器に体積 V_1 が $1\,l$，圧力 P_1 が $10\,\mathrm{kPa}$，温度が $27\,^\circ\mathrm{C}$ の理想気体が閉じ込められている。温度を $227\,^\circ\mathrm{C}$ まで上げて体積を $V_2=2\,l$ にしたとき，容器内の圧力 P_2 がおおよそ $8.3\,\mathrm{kPa}$ になることを示せ。

（3） 空気が入ったシリンダのピストン（直径 $d=50\,\mathrm{mm}$）に，$F_1=10\,\mathrm{kN}$ の力を作用させたところ，底から $L_1=200\,\mathrm{mm}$ の位置で停止した。つぎに，力を $F_2=4\,\mathrm{kN}$ に減少させたときにピストンの底からの距離 L_2 は何 mm になるか？ また，このときのシリンダ内の圧力 P_2 は何 MPa になるか？ ただし，この操作の間に空気の温度は変化しないものとする。

（4） 日本人成人男子の基礎代謝量は $1\,524\,\mathrm{kcal}$ である。昼夜にわたっての平均した仕事率が約 $74\,\mathrm{W}$ であることを示せ。

（5） からだに放熱機構が備わっていなければ，1日に体温は約 $29\,^\circ\mathrm{C}$ も上昇する。このことを計算で示せ。

7 からだの力学

　これまでは，おもにからだの内部の臓器や器官，組織などのバイオメカニクスについて述べてきたが，ここでは，からだ全体や上肢，下肢など，からだの一部の力学解析のための基礎的事項と利用例について簡単に説明する．詳しい解析や，ヒトの運動を対象とするバイオメカニクスについてはいくつかの成書[1),2)]が刊行されている．

　力が作用しても変形しない物体を**剛体**（rigid body）と呼ぶ（2.2節）．からだやその一部は力を受けると多かれ少なかれ変形するので，厳密にはこれらは剛体ではないが，解析を容易にするために一般的には剛体であると仮定される．しかも多くの場合には，静止状態に対する解析が行われる．運動状態の解析でも，瞬間的には静止状態にあると見なすことができるので，このように仮定することが多い．

7.1 骨格筋の機能

　ヒトを代表とする動物はその文字が表すように動く物，すなわち運動するものであり，運動は動物にとって最も重要で基本的な機能の一つである．からだの運動に直接的にかかわるのは筋骨格系であり，これに含まれるおもなものは，骨格筋，骨，腱・靱帯である．

　成人の体内には約200個（本）の骨（骨の構造については3.1節，力学的性質については4.4節を参照）があり，頭蓋骨や肋骨（ろっこつ）のように内臓を保護したり，関節を介して骨格筋の収縮によって腕や脚などを屈曲させたり，荷重を支えたりする．骨と筋とを連結する腱や，骨と骨とを連結する靱帯を介して力を伝達する．これらはそれら自体では力を発生しないが，力を伝達

するという重要な役割を果たしている。すでに述べたように，腱と靭帯の組成のほとんどはコラーゲンであり非常に強い。

骨格筋は神経による電気刺激によって収縮し，関節を回転などさせて運動を起こす。関節の曲がる側に付いていて，収縮によって関節が曲がるように動作する**屈筋**（flexor muscle）と，その反対側にあって，縮むと関節の曲がりを開放するように働く**伸筋**（protractor muscle）に分けられる。筋は収縮して力を生じるが，自ら伸びることはできないので，屈筋と伸筋が互いに拮抗的（きっこうてき，互いに同じくらいの力で張り合うこと）に働いて関節運動が行われる。

また，筋線維は動作の速さから，ミトコンドリア（図3.11）に富み酸素を利用してゆっくりと持続的に収縮する**遅筋線維**（**遅筋**ともいう。また，赤色がかっているので赤筋とも呼ばれる）と，ミトコンドリアは比較的少ないが瞬発的で速い収縮が可能な**速筋線維**（**速筋**，白筋）に分けられる。

7.2 力の見積もり

からだの外から負荷が加わった場合に，からだの中の各部に作用する力を見積もることは，力学解析に不可欠である。多くの場合，力のつり合い条件とモーメントのつり合い条件（2.2節）を利用すれば，力の推定ができる。

例えば，腕，頭，胴体の重量が W_a，W_h，W_t であるヒトが，重さ Q のおもりを持つ場合（**図7.1**）を考えてみる。これらの重量が各部の重心に作用すると仮定し，脊柱から各重量の作用線までの距離（腕の長さ）をそれぞれ x_a，x_h，x_t，x_q とする。

力のつり合い条件から，脊柱に作用する力 F は四つの力の合力となり，次式で表される。

$$F = W_a + W_h + W_t + Q \tag{7.1}$$

また，モーメントの合計（合モーメント）を M とすると，モーメントのつり合い条件から次式が成り立つ。

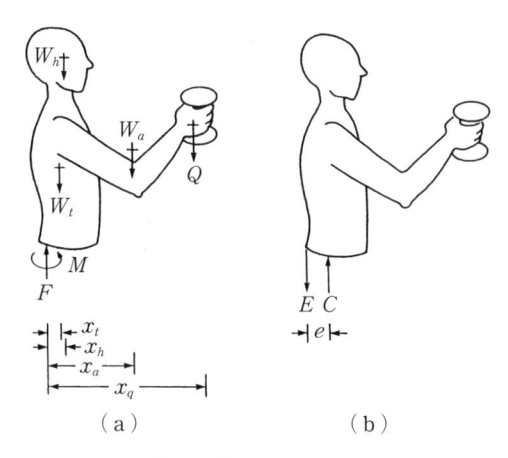

図7.1 おもりを持ち上げたときの力の解析
(文献3)から作成)

$$-M = x_a W_a + x_h W_h + x_t W_t + x_q Q \tag{7.2}$$

これらは，背筋力 E と脊柱の下面に働く荷重 C とつり合うので，次式が成り立つ．

$$F = C - E \tag{7.3}$$

$$-M = -eE \tag{7.4}$$

ここで，e は背筋力の作用線と脊柱にかかる垂直荷重の作用線との間の距離である．

詳細は省略するが，これらの式を用いて体重700 N のヒトについて計算すると，おもりを持たない場合（$Q=0$）には，約500 N の垂直荷重が脊柱に作用することになる[4]．一方，腕に40 N のおもりを持たせた場合（$Q=40$ N）には，約1 000 N の荷重が作用すると推定される．比較的軽いおもりを持っても，脊柱には意外なほど大きい力が作用するのである．

7.3 リンク機構

棒状の部材（リンク；link）を回転できるようにピン（pin）で結合し，例え

7. からだの力学

ば一つのリンクを回転させたり，移動させたりして，他のリンクを動かす仕組みを**リンク機構**と呼ぶ．一つの例として**図7.2**に示すリンク機構の例（1）では，リンクdを固定して，リンクaをピンAの回りに回転揺動（ようどう）させると，リンクcはピンDを中心として左右に回転揺動運動をする．これらのうち，回転運動をするリンクaを特にクランク（crank）といい，このような仕組みを**クランク機構**と呼ぶ．

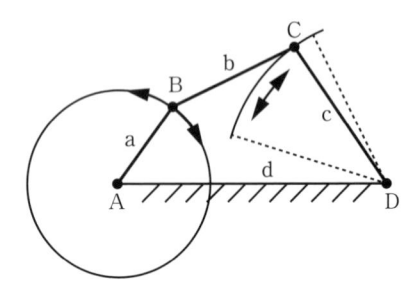

図7.2 リンク機構の例（1）

リンク機構はいろいろな機械に利用されている．例えば，**図7.3**に示すリンク機構の例（2）では，リンクaが左右に往復運動する間に，これに結合したリンクbは回転しながら往復揺動運動をし，さらにこれにピンBで結合したリンクcはピンCを中心とした回転運動をする．この機構は，自動車に利用されており，エンジン内のガソリンの爆発燃焼と休止に伴って生じるにピストンの往復運動（リンクa）を回転運動（クランクc）に変え，これを伝達して車輪の回転運動に変換して，自動車を移動させる．

また，自転車を動かす場合には，腰にある股関節をピンとしてこの回りに大腿部を回転揺動運動させ，この運動に従ってすね部を上下運動させ，これに連

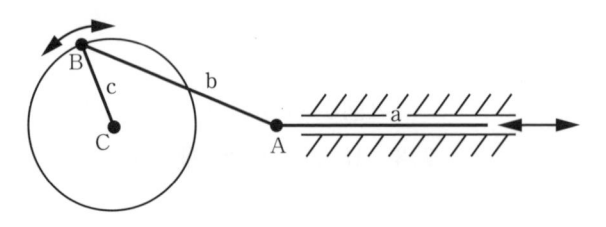

図7.3 リンク機構の例（2）

結する足関節をピンとして足部を揺動運動させてペダルをこぐ。これも一つのリンク機構と見なすことができる。

生体は多数の関節で結合された複雑な骨格構造になっているが，このようにリンクとピンからなるリンク機構と見なし，簡単なモデルに置き換えて，その動作を解析することができる。内部構造を考えないでからだ各部を剛体と仮定し，からだ全体や上肢，下肢などをリンク機構で置き換えると解析が容易になる。

例えば，**図7.4**は歩行などの解析のために使われる最も簡単な下肢のリンク機構モデルである。ここでは，股関節（H），膝関節（K），足関節（A）のいずれも平面運動（2次元運動）するピン（ジョイント）でモデル化し，体幹，大腿部，下腿部，足部を剛体のリンクで置き換え，これらの質量（それぞれ m_B，m_T，m_L，m_F）がおのおのの重心に集合しているものと仮定する。なお，足関節はおおむねピンジョイントのように2次元的に回転するが，股関節はボールジョイントのように3次元的に回転し，膝関節は滑りながら2次元的に回転するので，このモデルは実際とはかなり違う。

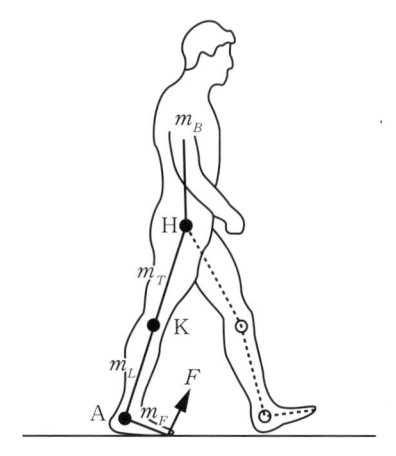

図7.4 歩行解析のための2次元7剛体リンク機構モデル

床からからだに作用する力（床反力）F の計測には，歩行解析に使う床の一部にはめ込んだ床反力計（**図7.5**）を使う。この床反力計では，平板の四隅の裏側に3軸の荷重センサが取り付けられているが，詳しいデータを取る場合には，6軸（6自由度）の荷重センサが用いられる。

一方，からだの動きの計測には**図7.6**に示すような歩行運動解析装置が用いられる。この装置では，被験者の関節部などの重要な箇所に反射マーカを貼り付け，部屋の中の離れた位置から赤外光を照射して，マーカからの反射光を検出し，からだ各部の動きを計測するようになっている。この図では，2台の赤

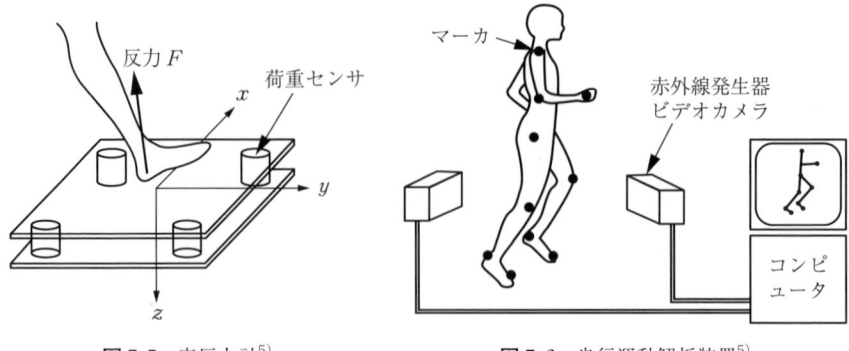

図 7.5 床反力計[5]

図 7.6 歩行運動解析装置[5]

外線発生器・ビデオカメラが使われているが，最近では4ないし6台が設置されることが多い。

剛体と見なしたからだ各部の重心位置，重さ，慣性モーメント（2.2節参照）を特定し，これらと上記の装置で測定される床反力とからだ（マーカ）の動きなどに対して運動方程式を立てる。最終的には，これを解いて関節モーメントや関節力を求め，いろいろな解析に利用する。

この方法で求めた歩行中（速度 $1.5\,\mathrm{m/s}$）と走行中（$5\,\mathrm{m/s}$）に股関節，膝

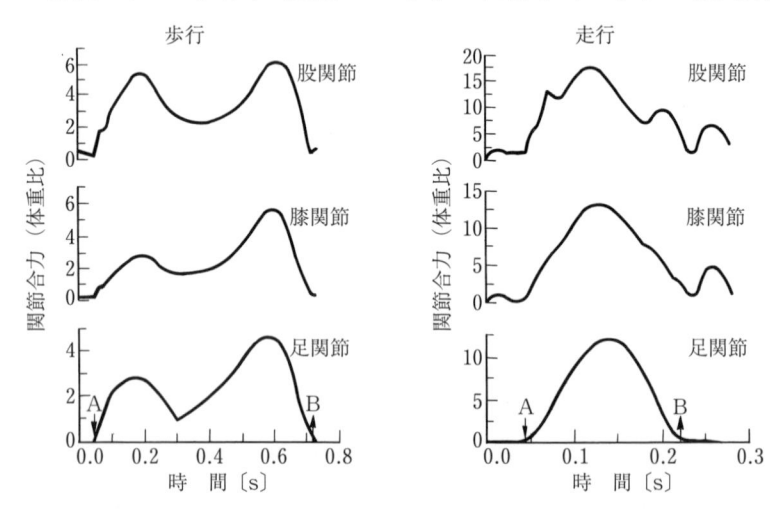

図 7.7 リンク機構モデルをもとに求めた歩行中と走行中に関節に作用する力
（A は着地開始点，B は遊走開始点，文献 6）をもとに作成）

関節，足関節に作用する力の例を**図7.7**に示す．例えば股関節には，歩行中に最大で体重の約6倍の力が，また走行中には20倍近くの力が作用するという結果になっている．

参 考 文 献

1) 牧川方昭，吉田正樹：運動のバイオメカニクス，ロボティクスシリーズ17，コロナ社（2008）
2) 石田明允，廣川俊二，宮崎信次，阿江通良，林　豊彦：身体運動のバイオメカニクス，ME教科書シリーズB-4，コロナ社（2002）
3) Schultz, A.B. and Anderson, G.B.J.：Analysis of Loads on the Lumber Spine, Spine, **6**, pp.76-82（1981）
4) 田中英一，百鳥　誠，今木　圭，井上英則，大森和夫：下位腰椎システムの有限要素応力解析，日本機械学会論文集（A編），**62**, pp.1944-1950（1966）
5) 日本機械学会編：生体機械工学　第6刷，日本機械学会（2006）
6) Glitsch, U. and Baumann, W.：The Three-Dimensional Determination of Internal Loads in the Lower Extremity, J. Biomech., **30**, pp.1123-1131（1997）

演 習 問 題

（1）体重 W のヒトが，**問図7.1**のようにゆっくりとかかとを上げてつま先立ちをしたときに，足関節とアキレス腱に作用する力（それぞれ J, T）を求めよ．ただし，$a:b=3:2$ とする．

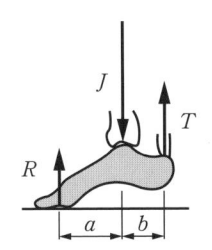

問図7.1　足部に作用する力[5]

演習問題解答

2 章

（1） 式(2.12)で t を t_1 に，y を H に書き換えると
$$H=\frac{gt_1^2}{2} \quad \text{したがって} \quad t_1=\sqrt{\frac{2H}{g}}$$
水平方向の速度はつねに v_0 である（ニュートンの慣性の法則）から，時間 t_1 が経過して進む水平方向の距離 x_1 は式(2.13)より
$$x_1=v_0t_1=v_0\sqrt{\frac{2H}{g}}$$

（2） 力を F とすると，$F=kx=mg$ より
$$m=\frac{kx}{g}=\frac{2000[\text{kg/s}^2]\times 0.00981[\text{m}]}{9.81[\text{m/s}^2]}=\frac{19.62}{9.81}[\text{kg}]=2.00\,\text{kg}$$
$$W=F=mg=2.00[\text{kg}]\times 9.81[\text{m/s}^2]=19.62[\text{kgm/s}^2]=19.6\,\text{N}$$

（3） 解答（2）より
$$x=\frac{mg}{k}=\frac{2[\text{kg}]\times 9.81[\text{m/s}^2]}{4\,000[\text{kg/s}^2]}=0.00491[\text{m}]=4.91\,\text{mm}$$

（4） 始めの高さを地上から x_1，速度を v_1，降下したあとの高さを x_2，速度を v_2 とすると，力学的エネルギー保存則を表す式(2.47)から
$$mgx_1+\frac{mv_1^2}{2}=mgx_2+\frac{mv_2^2}{2}$$
m を消去し，書き換えると
$$g(x_1-x_2)+\frac{v_1^2-v_2^2}{2}=0 \quad \text{すなわち} \quad v_2^2=v_1^2+2g(x_1-x_2)$$
これに $g=9.81\,\text{m/s}^2$，$x_1-x_2=5\,\text{m}$，$v_1=10\,\text{m/s}$ を代入すると
$$v_2^2=(10[\text{m/s}])^2+2\times 9.81[\text{m/s}^2]\times 5[\text{m}]\fallingdotseq 200[\text{m/s}]^2$$
$$v_2=\sqrt{200[\text{m/s}]^2}=\sqrt{(100\times 2)[\text{m/s}]^2}=10\sqrt{2}\,\text{m/s}=14\,\text{m/s}$$

（5） 解答（4）と同様に
$$v_2^2=v_1^2+2g(x_1-x_2)$$
これに $g=9.81\,\text{m/s}^2$，$x_1-x_2=5\,\text{m}$，$v_1=36\,[\text{km/h}]=10\,\text{m/s}$ を代入すると
$$v_2^2=(10[\text{m/s}])^2+2\times 9.81[\text{m/s}^2]\times 5[\text{m}]\fallingdotseq 200[\text{m/s}]^2$$
$$v_2=\sqrt{200[\text{m/s}]^2}=10\sqrt{2}\,[\text{m/s}]=14[\text{m/s}]=14\times\frac{1[\text{km}]/1\,000}{1[\text{h}]/3\,600}$$
$$=14\times\frac{3\,600}{1\,000}[\text{km/h}]=50.4\,\text{km/h} \quad (\text{時速}\,50.4\,\text{km})$$

4 章

(1) 上半身の体重による力 F は
$$F = mg = 40\,[\text{kg}] \times 9.81\,[\text{m/s}^2] = 392.4\,[\text{kgm/s}^2] = 392.4\,\text{N}$$
1本の骨の断面積 A は
$$A = \frac{\pi D^2}{4} = \frac{3.14 \times (30\,[\text{mm}])^2}{4} = 706.5\,[\text{mm}^2] = 706.5 \times 10^{-6}\,\text{m}^2$$
大腿骨は2本あり,F の半分 (196.2 N) が1本の大腿骨に作用するので,1本の骨に作用する応力 σ は
$$\sigma = \frac{F}{A} = \frac{196.2\,[\text{N}]}{706.5 \times 10^{-6}\,[\text{m}^2]} = 0.278 \times 10^6\,[\text{N/m}^2] = 0.278\,\text{MPa}$$
縦方向に生じるひずみ ε_L は
$$\varepsilon_L = \frac{\sigma}{E} = \frac{0.278\,[\text{MPa}]}{13\,[\text{GPa}]} = 21.4 \times 10^{-6}$$
したがって,この方向の変形量(縮み)ΔL は
$$\Delta L = L\varepsilon_L = 450\,[\text{mm}] \times 21.4 \times 10^{-6} \fallingdotseq 0.0096\,\text{mm}$$
横方向のひずみ ε_D と変形量(膨張)ΔD は
$$\varepsilon_D = \nu\varepsilon_L = 0.3 \times 21.4 \times 10^{-6} = 6.42 \times 10^{-6}$$
$$\Delta D = D\varepsilon_D = 30\,[\text{mm}] \times 6.42 \times 10^{-6} \fallingdotseq 0.0002\,\text{mm}$$

(2) a) 内半径を r_i とし,単位などを整理すると
$$r_i = \frac{d_i}{2} = 15\,\text{mm},\quad P = 120 \times 0.133\,[\text{kPa}] \fallingdotseq 16\,\text{kPa},\quad t = 5\,\text{mm}$$
式(4.27)から
$$\sigma_\theta = \frac{Pr_i}{2t} = \frac{16\,[\text{kPa}] \times 15\,[\text{mm}]}{2 \times 5\,[\text{mm}]} = 24\,\text{kPa}$$
b) 試料の断面積は $A = 5\,[\text{mm}] \times 2\,[\text{mm}] = 10\,\text{mm}^2$ であるから
$$\sigma_B = \frac{F}{A} = \frac{2.4\,[\text{N}]}{10\,[\text{mm}^2]} = \frac{2.4\,[\text{N}]}{10 \times 10^{-6}\,[\text{m}^2]} = 0.24 \times 10^6\,[\text{N/m}^2]$$
$$= 0.24 \times 10^6\,[\text{Pa}] = 240\,\text{kPa}$$
c) 安全率は式(4.14)から
$$S = \frac{\sigma_B}{\sigma_\theta} = \frac{240\,[\text{kPa}]}{24\,[\text{kPa}]} = 10$$

(3) 内半径を r_i とすると,球形の動脈瘤であるので壁円周方向の応力 σ は式(4.27)から
$$\sigma = \frac{Pr_i}{2t} = \frac{P(d_i/2)}{2t} = \frac{Pd_i}{4t} = \frac{P \times 10\,[\text{mm}]}{4 \times 0.5\,[\text{mm}]} = 5P$$
この応力が破断応力に達すると動脈瘤は破裂するので,破裂するときは $\sigma = \sigma_B$ になり
$$\sigma_B = 5P$$
したがって

$$P = \frac{\sigma_B}{5} = \frac{133 \text{[kPa]}}{5} = 26.6 \text{[kPa]} = 200 \text{ mmHg}$$

（4）～（7）の解答は省略（本文参考のこと）

5 章

（1） 氷の重量を W とすると $W = \rho_i g V$ になり，これによる力（自重）が鉛直下向きに作用する。一方，アルキメデスの原理により，氷が受ける浮力 B は氷が押しのけた体積分 $(V-V')$ の牛乳の重量に等しく，$B = \rho_m g (V-V')$ になり，これが鉛直上向きに働く。

氷が安定して浮かんでいる時には，自重と浮力は等しいので $W = B$ が成り立ち

$$\rho_i g V = \rho_m g (V - V')$$

したがって

$$\frac{V'}{V} = 1 - \frac{\rho_i}{\rho_m} = 1 - \frac{0.92}{1.03} = 0.107 \quad \rightarrow \quad V' = 0.107 V$$

すなわち，空気中に出ている氷の体積は全体積の 10.7 % に相当する。

（2） トリチェリの定理（式(5.22)）により

$$v = \sqrt{2gH}$$

一方，流体の圧力 P と水頭 H の間には式(5.4)が成り立ち

$$P = \rho g H$$

両式を組み合わせると

$$v = \sqrt{\frac{2P}{\rho}}$$

（3） レイノルズ数を同じにすればよい。実験に使用するグリセリン水溶液の密度と粘性係数は血液と同じであるから，式(5.11)で vd を等しくすればよいことになる。この大動脈では

$$vd = 15 \text{[cm/s]} \times 10 \text{[mm]} = 150 \text{[mm/s]} \times 10 \text{[mm]} = 1\,500 \text{ mm}^2/\text{s}$$

したがって，ガラス管内のグリセリン水溶液の平均流速は

$$v = \frac{1\,500 \text{[mm}^2\text{/s]}}{30 \text{[mm]}} = 50 \text{ mm/s}$$

にすればよい。

（4） 問図5.1(b)にベルヌーイの定理である式(5.18)をあてはめると，注射器の出口の液体では $v_1 = v$，$p_1 = 0$，注射器の中の液体では $v_2 = 0$，$p_2 = p$，さらに $h_1 = h_2$ であるから

$$\frac{\rho v^2}{2} = p \quad \rightarrow \quad v^2 = \frac{2p}{\rho} \quad \rightarrow \quad v = \sqrt{\frac{2p}{\rho}}$$

（5） 血圧の単位を変換すると

$$P = 94 \text{[mmHg]} = 94 \times 0.133 \text{[kPa]} = 12.5 \text{[kPa]} = 12.5 \times 10^3 \text{ kg/ms}^2$$

上の問題（2）あるいは（4）の解答を適用すると

$$v=\sqrt{\frac{2P}{\rho}}=\sqrt{\frac{2\times 12.5\times 10^3 \text{[kg/ms}^2\text{]}}{1\times 10^3 \text{[kg/m}^3\text{]}}}$$

$$=\sqrt{25}\,\text{[m}^2/\text{s}^2\text{]}=5\text{ m/s}$$

6 章

（1） 5 kg の酸素のモル数 n は分子量が 32 であるから

$$n=\frac{5\text{[kg]}}{32}=156.25\text{ mol}$$

絶対温度を T とすると

$$T=t+15\text{[℃]}=273+15\text{[K]}=288\text{ K}$$
$$p=700\text{[kPa]}=700\text{[kN/m}^2\text{]}=700\times 10^3 \text{ N/m}^2$$

気体定数 R は

$$R=8.31\text{[J/mol·K]}=8.31\text{ Nm/mol·K}$$

であるから式(6.20)を使って

$$V=\frac{nRT}{p}=\frac{156.25\text{[mol]}\times 8.31\text{[Nm/mol·K]}\times 288\text{[K]}}{700\times 10^3\text{[N/m}^2\text{]}}$$

$$=0.534\text{ m}^3$$

（2） 式(6.18)から $pV/T=$ 一定である。温度変化前後の絶対温度をそれぞれ T_1, T_2 とすると

$$P_2=\frac{P_1V_1T_2}{V_2T_1}=\frac{10\times 1\times(227+273)}{2\times(27+273)}\text{[kPa]}=8.3\text{ kPa}$$

（3） シリンダの断面積を A, 最初の状態のシリンダ内の空気の体積を V_1, 圧力を P_1, 後の状態の空気の体積を V_2 とすると

$$P_1=\frac{F_1}{A},\quad P_2=\frac{F_2}{A},\quad V_1=AL_1,\quad V_2=AL_2$$

ボイルの法則（式(6.15)）により，$P_1V_1=P_2V_2$ になるから，これに最初の式を代入すると

$$\frac{F_1}{A}(AL_1)=\frac{F_2}{A}(AL_2)$$

すなわち

$$L_2=\frac{F_1}{F_2}L_1=\frac{10\text{[kN]}}{4\text{[kN]}}\times 200\text{[mm]}=500\text{ mm}$$

シリンダの断面積 A は

$$A=\frac{pd^2}{4}=\frac{3.14\times(0.05\text{[m]})^2}{4}=0.00196\text{ m}^2$$

したがって

$$P_2=\frac{F_2}{A}=\frac{4\text{[kN]}}{0.00196\text{[m}^2\text{]}}=2.041\text{[kN/m}^2\text{]}=2.041\text{[kPa]}=2.041\text{ MPa}$$

（4） 1時間あたりの代謝量を1秒あたりに変換すると

$$\frac{1524[\text{kcal}]}{24[\text{h}]} = 63.5[\text{kcal/h}] = \frac{63.5 \times 10^3[\text{cal}]}{3600[\text{s}]} = 17.6 \text{ cal/s}$$

式(2.78)から 1cal=4.185J であるから

$$17.6[\text{cal/s}] = 4.185 \times 17.6[\text{J/s}] = 73.7[\text{J/s}] = 73.7 \text{ W}$$

（5） 6.3節に書かれているように，基礎代謝量を Q，体重（質量）を m とすると，$Q/m = 24$ kcal/kg（基礎代謝基準値），表6.1から比熱 $c = 3.47[\text{J/(g·K)}] = 3.47[\text{J/(g·℃)}] = 3.47/4.185[\text{kcal/(kg·℃)}] = 0.83$ kcal/(kg·℃) であるから

$$t_2 - t_1 = \frac{Q}{mc} = \frac{24[\text{kcal/kg}]}{0.83[\text{kcal/(kg·℃)}]} = \frac{24}{0.83}[\text{℃}] = 28.9 \text{ ℃}$$

7 章

（1） 垂直方向の力のつり合いは

$$R + T = J$$

また，つま先（接地点）まわりのモーメントのつり合いは

$$Ja = T(a+b)$$

これらの式から

$$J = R + \frac{Ra}{b}$$

$a/b = 3/2$，$R = W$ であるから

$$J = R + \frac{3R}{2} = \frac{5R}{2} = \frac{5W}{2} = 2.5W, \quad T = J - R = 2.5W - W = 1.5W$$

索　　引

【あ】

アクチン	54
アクチンフィラメント	55
圧縮試験	75
圧縮性流体	103
厚肉円筒	72
圧　力	42, 105
圧力-ひずみ弾性係数	92
圧力ヘッド	113
アテローマ	128
アルキメデスの原理	109
安全係数	66
安全率	66

【い】

位置エネルギー	31
位置ヘッド	113
異方性	47, 83

【う】

薄肉円管	72
薄肉円筒	72
薄肉球殻	73
腕の長さ	34
運動エネルギー	31
運動の法則	21

【え】

永久ひずみ	67
エネルギー	31
エネルギー保存則	31
エラスチン	47
エラスチン線維	49
延性材料	67

【お】

横紋筋	53

応　力	42, 58
応力緩和	69
応力緩和試験	75
応力-ひずみ関係	67
応力-ひずみ曲線	63
オステオン	46
重　さ	21
温　度	134

【か】

階層構造	48
外弾性板	50
外　皮	50
外　膜	50
海面骨	45
核	55
角加速度	36
核心温	142
角速度	28
華氏温度	135
加速度	20
ガリレオ（・ガリレイ）	10
カロリー	135
慣性の法則	21
慣性モーメント	37
カンチレバー	78

【き】

気　圧	42
気化熱	138
基　質	48
基礎代謝基準値	143
基礎代謝量	143
許容応力	65
キロワット時	41
均質材料	82

【く】

偶　力	34
屈　筋	152
くびれ	67
クランク機構	154
クリープ	69
クリープ試験	75
クリンプパターン	52

【け】

ゲージ圧	106
血　圧	42
血管コンプライアンス	92
血管内皮細胞	47, 56
血管平滑筋細胞	56
結合織	48
結合組織	47
血　漿	116
血小板	56, 116
ケルビン温度	135
腱	52
原核細胞	54
原子間力顕微鏡	80
懸濁液	116

【こ】

公称応力	59
恒常性	134
公称ひずみ	60
構造力学	3
硬組織	44
剛　体	32, 151
降伏応力	65
降伏現象	65
降伏点	65
国際単位系	39
固体力学	3, 58

骨格筋　　　　　　　53
骨格筋細胞　　　　　56
骨芽細胞　　　　　　56
骨　幹　　　　　　　45
骨幹端　　　　　　　45
骨細胞　　　　　　　56
骨粗鬆症　　　　　　87
骨りょう　　　　　　45
コラーゲン　　　　　47
コラーゲン線維　46,48
コラーゲン線維束　　48
コラーゲン分子　　　48

【さ】
再構築　　　　　　127
細線維　　　　　　　48
細　胞　　　　　47,54
細胞間物質　　　　　47
細胞骨格　　　　　　55
細胞膜　　　　　　　55
材料力学　　　　　3,58
作用点　　　　　　　34
作用反作用の法則　　22
残留ひずみ　　　　　67

【し】
仕　事　　　　　30,40
仕事率　　　　　32,41
脂質二重層　　　　　55
膝蓋腱　　　　　　　52
質　点　　　　　　　32
質　量　　　　　21,39
シャルルの法則　　141
周　期　　　　　　　29
重　心　　　　　　　35
自由落下運動　20,22,23
重　量　　　　　21,39
重力加速度　　　　　20
重力単位系　　　　　39
じゅく状硬化　　　128
ジュール　　　　　　40
状態方程式　　　　142
小胞体　　　　　　　55
真核細胞　　　　　　54

伸　筋　　　　　　152
心　筋　　　　　　　53
心筋細胞　　　　　　56
靭　帯　　　　　　　52
伸長比　　　　　　　59
振動数　　　　　　　29
心のう膜　　　　　　87
真の応力　　　　　　59
真のひずみ　　　　　60
振　幅　　　　　　　28
深部体温　　　　　142

【す】
随意筋　　　　　　　53
水銀柱　　　　　　106
水　柱　　　　　　106
垂直応力　　　　　　58
水　頭　　　　　　113
スカラー　　　　　　19
スティフネスパラメータ　94
ストークスの式　　123
ストレスファイバ　　55
ずり速度　　　　　104

【せ】
静　圧　　　　　　112
脆性材料　　　　　　67
生体恒常性　　　　134
静粘性係数　　　　103
生理学　　　　　　　8
赤血球　　　　　56,116
摂氏温度　　　　　135
絶対圧　　　　　　106
絶対温度　　　　　135
線　維　　　　　　　48
線維芽細胞　　　　　47
繊維強化プラスチック　82
線維束　　　　　　　48
せん断　　　　　　　60
せん断応力　　　　　61
せん断速度　　　　104
せん断弾性係数　　　65
せん断ひずみ　　　　61
せん断力　　　　　　60

潜　熱　　　　　　138
全ヘッド　　　　　113

【そ】
層状骨　　　　　　　45
層　流　　　　　　110
速　筋　　　　　　152
速筋線維　　　　　152
速　度　　　　　　　20
速度プロファイル　103
速度ヘッド　　　　113
塑性域　　　　　　　65

【た】
大変形　　　　　　　67
大変形理論　　　　　84
対　流　　　　　　139
耐　力　　　　　　　65
(レオナルド・)ダ・ビンチ　9
単振動　　　　　　　28
弾性域　　　　　　　63
弾性係数　　　　　　63
単振り子　　　　　　29

【ち】
力の作用線　　　　　34
力の多角形　　　　　33
遅　筋　　　　　　152
遅筋線維　　　　　152
ち密骨　　　　　　　45
柱状骨　　　　　　　45
中　膜　　　　　　　50
直腸温　　　　　　142

【て】
定常流　　　　　　110
電　力　　　　　　　41
電力量　　　　　　　41

【と】
動　圧　　　　　　112
糖タンパク質　　　　55
動粘性係数　　　　110

等方性	47, 83
動脈硬化	127
動脈壁	50
動力	32, 41
トライボロジー	8
トリチェリの実験	105
トリチェリの真空	105
トリチェリの定理	114
トルク	62
トロポエラスチン	49
トロポコラーゲン	48

【な】

内弾性板	50
内膜	50
流れせん断応力	104
軟組織	44

【に】

ニュートン（単位）	40
（アイザック・）ニュートン	21
——の運動方程式	22
——の粘性法則	104
ニュートン流体	104

【ね】

ねじり荷重	62
熱	135
熱エネルギー	135
熱伝導	139
熱伝導率	139
熱放射	139
熱容量	138
熱力学	3, 134
——の第一法則	140
——の第二法則	140
熱量	40
粘性	103
粘性係数	103
粘弾性	68
粘弾性体	85

【の】

脳硬膜	87
伸び	67

【は】

バイオトライボロジー	8
バイオニクス	8
バイオミメティクス	8
バイオメカニクス	1
バイオメカニズム	7
バイオレオロジー	7
拍動流	116
（ゴットヒルフ・）ハーゲン	124
ハーゲン・ポアズイユの法則	15, 124
破骨細胞	56
パスカル	42
——の原理	107
破断点	67
破断ひずみ	67
白血球	56, 116
ばね定数	27
ハバース管	46
ハバース骨	45
（ウイリアム・）ハーベイ	13
馬力	41
パワー	32

【ひ】

非圧縮性	84
非圧縮性流体	103
皮質骨	45
比重	102
微小ひずみ	63
微小ひずみ理論	63, 83
ヒステリシス現象	69
ひずみ	60
非線形	84
引張り荷重	58
引張り強度	67
引張り試験	74
非定常流	110
非ニュートン流体	104
比熱	136
比熱容量	136
標準気圧	105

【ふ】

フィブリル	48
不可逆過程	140
不均質	47
不均質材料	82
複合材料	82
輻射	139
不随意筋	53
（ロバート・）フック	13
——の法則	13, 27, 63
プラーク	127
フーリエの法則	139
振り子の等時性	12, 29, 30
浮力	108
プレコンディショニング	70

【へ】

平滑筋	53
平滑筋細胞	47
壁円周方向応力	91
壁せん断応力	91, 95, 125
ベクトル	19
ヘッド	113
ヘマトクリット	116
ヘモレオロジー	7
（ダニエル・）ベルヌーイ	112
——の定理	112
ベンチュリ管	114

【ほ】

（ジャン・）ポアズイユ	15
——の法則	14, 124
ポアソン数	64
ポアソン比	64
ボイル・シャルルの法則	142
ボイルの法則	141
法線応力	58
放物運動	22
放物線	24, 26

ホメオスタシス	134			流体	102
				流体力学	3, 102
【ま】		融解熱	138	流量	112
マイクロピペット	78	有限変形理論	67, 84	リラクセーション	69
曲げ荷重	62			リラクセーション試験	75
		【よ】		臨界レイノルズ数	111
【み】		横弾性係数	65	リンク機構	154
ミオシン	54			リン脂質	55
密度	102	**【ら】**			
ミトコンドリア	55	落体の法則	11, 23	**【れ】**	
脈波	93	ラプラースの式	73	レイノルズ数	110
脈波伝ば速度	93	ランゲル線	89	レオロジー	7
		乱流	110	連続体の力学	57
【も】				連続の式	112
モーメント	34, 62	**【り】**			
		力学的エネルギー保存則	31	**【わ】**	
【や】		理想気体	142	(ジェームズ・)ワット	41
(トーマス・)ヤング	14	リモデリング	127	ワット(単位)	41
ヤング率	14, 63	流線	109		

【欧文】					
		in vitro	76	PS	42
		in vivo	76	SI	39
AFM	80	Kelvin モデル	71	SI 接頭語	43
FRP	82	Maxwell モデル	71	Toe region	89
HP	42	Pa	42	Voigt モデル	71

―― 著 者 略 歴 ――

1970 年　京都大学大学院工学研究科（機械工学専攻）博士課程修了，工学博士
1976 年　米国クリーブランドクリニック研究所研究員（人工臓器部門）
1982 年　国立循環器病センター研究所部長（生体工学部）
1987 年　北海道大学応用電気研究所教授（生体制御部門）
1993 年　大阪大学基礎工学部教授（機械工学科）
2005 年　大阪大学名誉教授，岡山理科大学技術科学研究所教授
2007 年　岡山理科大学工学部教授（生体医工学科）
2010 年　岡山理科大学工学部長・工学研究科長
2014 年　台湾国立成功大学特別招聘教授（生物医学工程系）
2015 年　台湾国立成功大学客員講座教授（先進医用機器開発センター）
2018 年　京都大学ウイルス・再生医科学研究所共同研究員（バイオメカニクス研究室）
2022 年　逝去

バイオメカニクス入門
Biomechanics―An Introduction　　　　　　　　　　　　　　　Ⓒ Kozaburo Hayashi 2013

2013 年 4 月 15 日　初版第 1 刷発行
2023 年 1 月 20 日　初版第 4 刷発行

検印省略	著　者　　林　　　紘三郎（はやし　こうざぶろう） 発行者　　株式会社　コロナ社 　　　　　代表者　牛来真也 印刷所　　新日本印刷株式会社 製本所　　有限会社　愛千製本所

112-0011　東京都文京区千石 4-46-10
発行所　株式会社　コロナ社
CORONA PUBLISHING CO., LTD.
Tokyo Japan
振替 00140-8-14844・電話(03)3941-3131(代)
ホームページ　https://www.coronasha.co.jp

ISBN 978-4-339-07233-4　C3047　Printed in Japan　　　　　　　　　　（高橋）

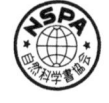

JCOPY　＜出版者著作権管理機構　委託出版物＞
本書の無断複製は著作権法上での例外を除き禁じられています。複製される場合は，そのつど事前に，出版者著作権管理機構（電話 03-5244-5088，FAX 03-5244-5089，e-mail: info@jcopy.or.jp）の許諾を得てください。

本書のコピー，スキャン，デジタル化等の無断複製・転載は著作権法上での例外を除き禁じられています。購入者以外の第三者による本書の電子データ化および電子書籍化は，いかなる場合も認めていません。
落丁・乱丁はお取替えいたします。

ＭＥ教科書シリーズ

（各巻B5判，欠番は品切または未発行です）

■日本生体医工学会編
■編纂委員長　佐藤俊輔
■編纂委員　稲田　紘・金井　寛・神谷　瞭・北畠　顕・楠岡英雄
　　　　　　戸川達男・鳥脇純一郎・野瀬善明・半田康延

	配本順			頁	本体
A-1	（2回）	生体用センサと計測装置	山越・戸川共著	256	4000円
B-1	（3回）	心臓力学とエナジェティクス	菅・高木・後藤・砂川編著	216	3500円
B-2	（4回）	呼　吸　と　代　謝	小野功一著	134	2300円
B-4	（11回）	身体運動のバイオメカニクス	石田・廣川・宮崎・阿江・林 共著	218	3400円
B-5	（12回）	心不全のバイオメカニクス	北畠・堀 編著	184	2900円
B-6	（13回）	生体細胞・組織のリモデリングのバイオメカニクス	林・安達・宮崎共著	210	3500円
B-7	（14回）	血液のレオロジーと血流	菅原・前田共著	150	2500円
B-8	（20回）	循環系のバイオメカニクス	神谷　瞭編著	204	3500円
C-3	（18回）	生体リズムとゆらぎ ―モデルが明らかにするもの―	中尾・山本共著	180	3000円
D-1	（6回）	核医学イメージング	楠岡・西村監修 藤林・田口・天野共著	182	2800円
D-2	（8回）	Ｘ線イメージング	飯沼・舘野編著	244	3800円
D-3	（9回）	超　　音　　波	千原國宏著	174	2700円
D-4	（19回）	画像情報処理（Ⅰ） ―解析・認識編―	鳥脇純一郎編著 長谷川・清水・平野共著	150	2600円
D-5	（22回）	画像情報処理（Ⅱ） ―表示・グラフィックス編―	鳥脇純一郎編著 平野・森共著	160	3000円
E-1	（1回）	バイオマテリアル	中林・石原・岩崎共著	192	2900円
E-3	（15回）	人　工　臓　器（Ⅱ） ―代謝系人工臓器―	酒井清孝編著	200	3200円
F-2	（21回）	臨床工学(CE)とＭＥ機器・システムの安全	渡辺　敏編著	240	3900円

定価は本体価格＋税です。
定価は変更されることがありますのでご了承下さい。

図書目録進呈◆